Zi Yu Li Yin Shi Fa

自愈力饮食法

非药而愈的奇妙逻辑

李桂英◎编著

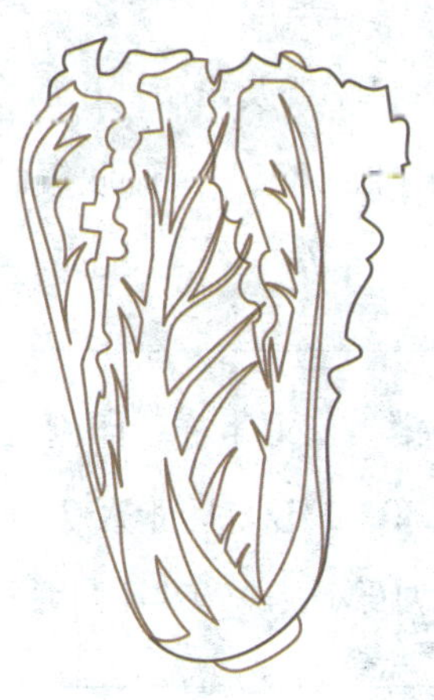

上海科学普及出版社

图书在版编目（CIP）数据

自愈力饮食法：非药而愈的奇妙逻辑 / 李桂英编著. 上海：上海科学普及出版社, 2024. 11. -- ISBN 978-7-5427-8934-1

Ⅰ. R247.1

中国国家版本馆CIP数据核字第2024W8A844号

责任编辑：胡　伟

自愈力饮食法：非药而愈的奇妙逻辑

李桂英　编著

上海科学普及出版社出版发行

（上海中山北路832号　邮政编码200070）

http://www.pspsh.com

各地新华书店经销　三河市祥达印刷包装有限公司印刷

开本880×1230　1/32　印张7.375　字数150 000

2024年11月第1版　2024年11月第1次印刷

ISBN 978-7-5427-8934-1　定价：56.80元

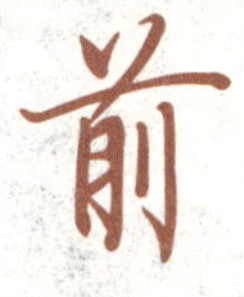

前言

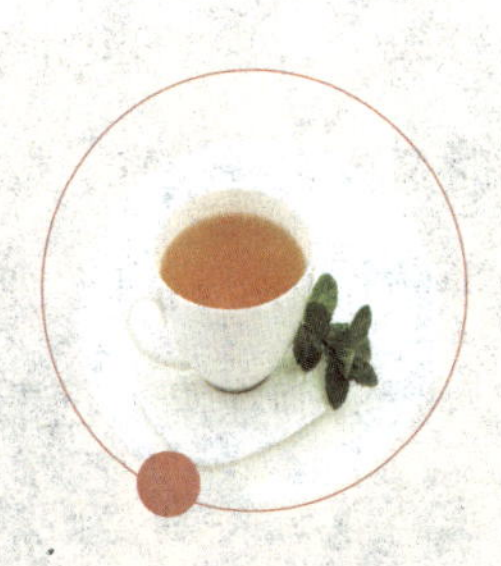

我每个周末都要出去走一走。在我的意识里，一周的疲惫，以及颈椎、腰腿的不适，还有不开心的事，都会在这一两天的行走、看景、拍摄和欢笑中统统甩干净，然后精神百倍地开始下一周的生活。我出去还常能听到人们聊天，上周六就听到一位大姐在开导她的伙伴：“你生那气干啥呀，我看你就是闲的。你学学我，啥事都不往心里搁，你看看我的身体，差两年就60岁了，没啥慢性病……”我一听，赶忙凑上去取经，问她是如何保养的。她笑说自己成天素面朝天，就是心大，心里不放事，每天两顿粗茶淡饭，每周去游泳，天天晒太阳。从她说话的声音和神情上，看得出她是一个豪放、开朗的人。

其实，近些年来，随着养生知识的普及以及人们对养生理念的深入理解，越来越多的人开始关注平和的心态、均衡的饮食、合理的运动等良好的生活方式对健康的正向影响，同时又要重视推拿、按摩、针灸、敷贴等中医手法“治未病”的预防作用。这种改变是非常可喜的。两年前的体检结果显示，我徘徊在高血糖的门口，我就减少吃主食和甜食，增加新鲜蔬菜，特别是晚餐一定要吃绿叶蔬菜，至今血糖平稳；我颈椎不好，针灸了1个月，缓解了不少，之后每天晚饭后去附近的公园走走路、扩扩胸、抻抻脖子、甩甩胳膊，现在也不觉得颈椎有什么不适了。包括上文说的大姐，她看起来那么年轻，很健康，这跟她开朗的性格和良好的生活方式是很有关系的。

良好的生活方式对健康的重要性是毋庸置疑的，但健康的根本还在于我们身体的自愈力。也就是说，在自愈力很强大的基础上，再保持良好的生活方式，才能维持一个强健的身体。如果自愈力遭到损害，就算华佗在世，也不能还我们健康。当我们的自愈力很棒的时候，你会惊叹于它的神奇：手上划的小伤口，两三天自己就好了；腿上磕青了一块，不知道什么时候早已消散了；打球扭伤了胳膊，不知不觉就不疼了；感冒了，打几个喷嚏或睡一觉出出汗很快就没事了；如果不幸患了较为严重的病，比如脑卒中，认知、语言、肢体功能受到了损害，有人认知能力下降，有人说话不利索了，有人走不了路了，虽靠药物挽回了生命，但康复是一个相对漫长的过程，是要靠自愈力的。中医学上讲的“三分治，七分养”，说的就是康复的过程更多地依赖于身体的自我调节。所以，当我发现一些小病小灾不治而愈的时候，我都很心疼我的身体，觉得它那么称职地进行自我修复，努力不成为我的累赘，如果我不好好地爱惜它，都对不起它，于是我越来越爱惜我的身体了。

关于自愈力，科学研究证明，有 60% ~ 70% 的疾病是可以不用吃药就能痊愈的。有人认为这部分疾病不是真正意义上的病，而是“未病”，平时只要保持良好的生活习惯，就能不药而愈。事实证明也确实如此。这实际上是在强调“防患于未然”。我们从这个角度出发，策划出版了本书，目的是引领广大读者朋友们认识到良好生活习惯的重要性，鼓励大家平时注重通过健康的生活方式来保护、激发并增强自愈力，并善于运用自愈力进行自我调养，做到未雨绸缪，以避免疾病的入侵。当然，就算疾病真的来了，也不用怕，因为我们的身体有着强大的自愈力。借助恰当的食疗、运动、睡眠、晒太阳、中医手法等方法，帮助身体进行自我修复，赶走疾病。

“是药三分毒”的道理大家都懂，所以不少人生病之后才愿意忍受不适症状，相信自身的自愈力，选择自然疗法。但是自愈力再强大，也不能包治所有病。如果用自然疗法调养较长时间后仍不见好转，那该看病还得看病、该吃药还得吃药；如果遇上急性病、严重疾病或威胁生命的伤病，一定要及时就医并接受专业治疗，先挽救性命或缓解痛苦，再通过自然疗法进行调养，慢慢恢复健康。

祝所有读者朋友安康！

李桂英

2024.9

目录

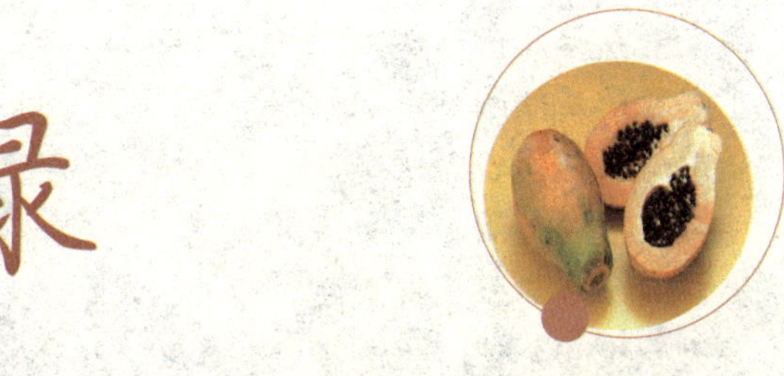

第一章 非药而愈的基本逻辑

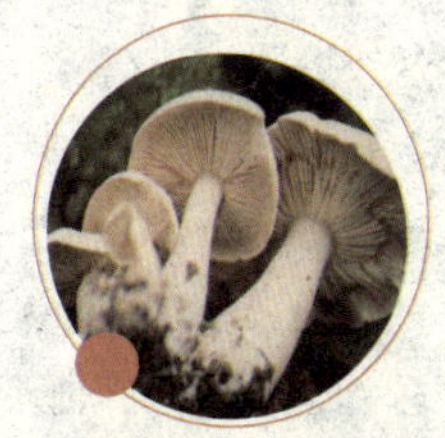

第二章 人类大智慧：自然疗法

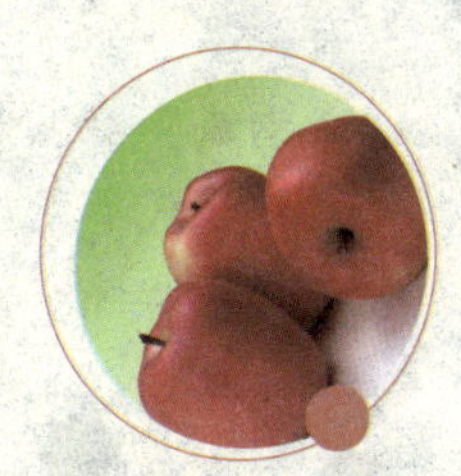

第二章 膳食疗法，让人远离“三高”

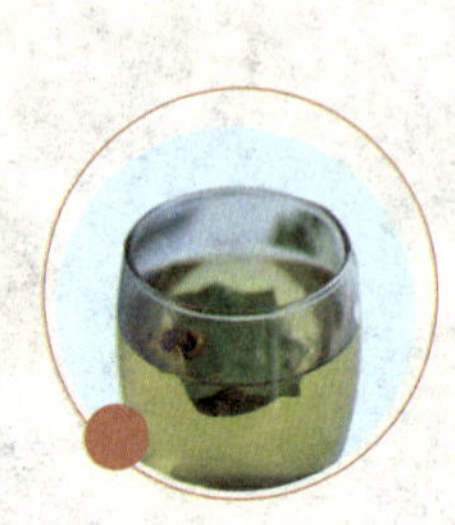

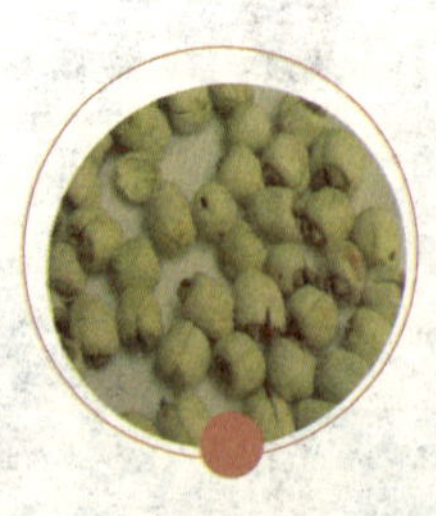

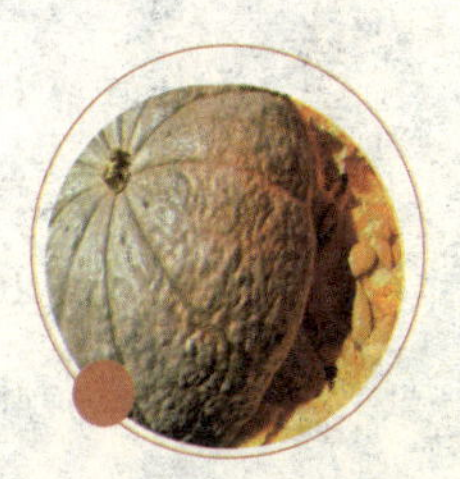

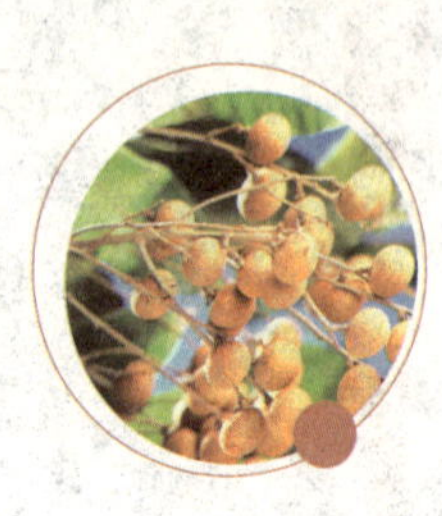

第五章 自然疗法塑造肌体年轻态

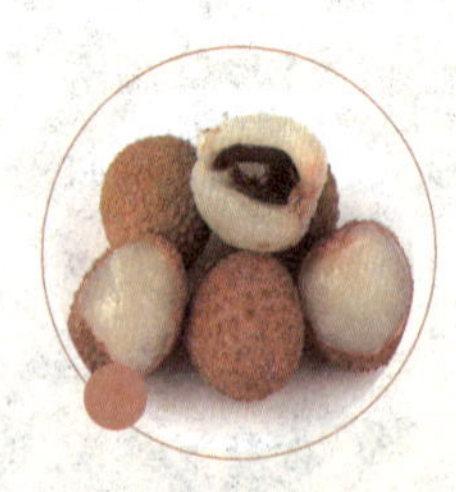

第六章 女性、男性那些难言之隐

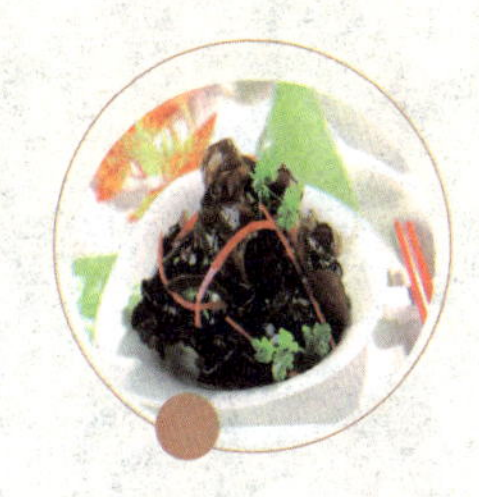

第七章 五官健美，有你想不到的好办法

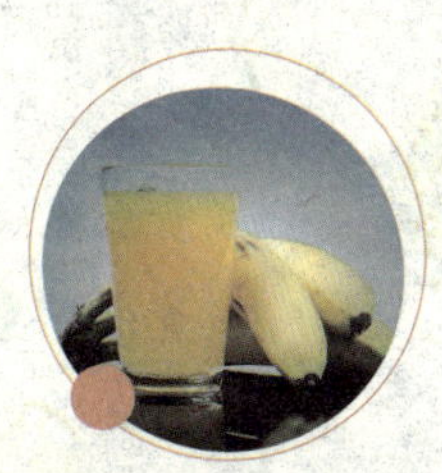

第八章 那些难缠的病，心理疗法是克星

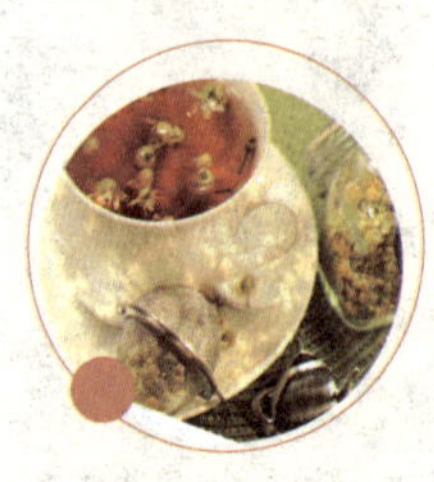

第九章 赶走小毛病，就用小妙招

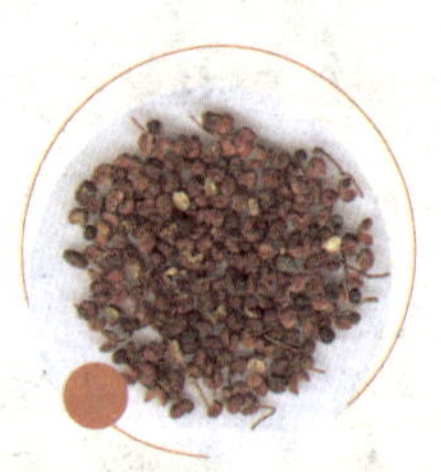

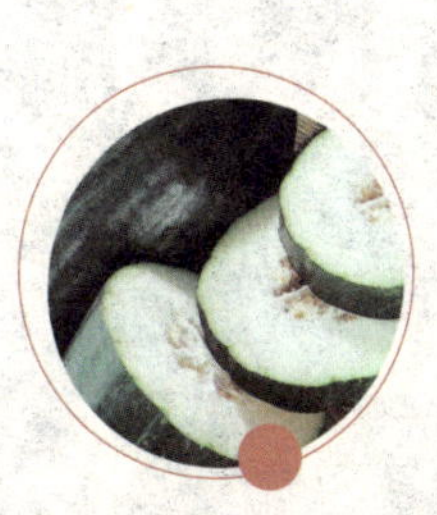

第十章 老年人最受益的自然疗法

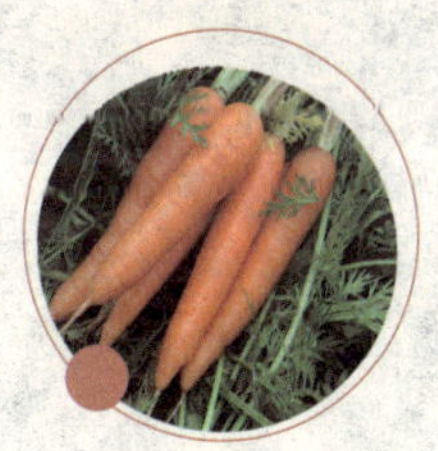

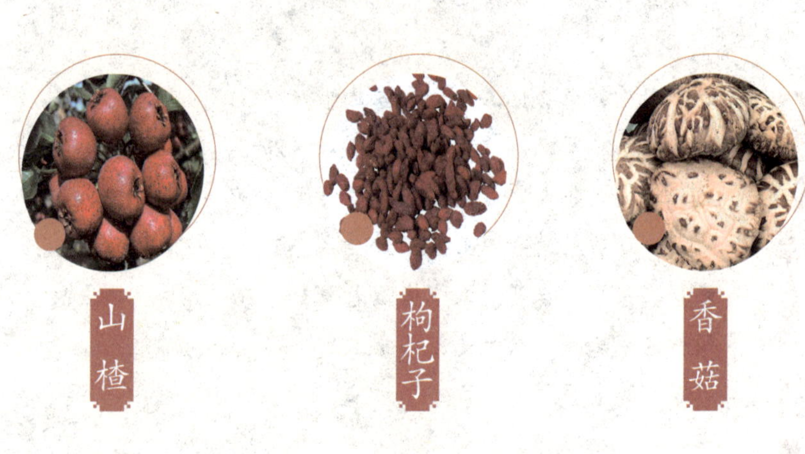
山楂
枸杞子
香菇

第一章　非药而愈的基本逻辑

你的身体自带"药材"和"医生"

人体是一个奇妙的系统，它日复一日地运转，神秘地制造着生命活动所需要的热量，供人们以脚丈量山水、用脑创造辉煌。更神奇的是，遇上一些小病小灾，它可以不借用外界的药物干预，自行恢复健康。例如，感冒时，身体会通过发热、咳嗽等方式自行排除病毒，1周左右便会痊愈；手指划破了，血会很快止住，几天后皮肤就能恢复平整；肌肉疼痛或轻微扭伤、拉伤，不知道什么时候自己就好了。其实，人体每天都有数以千计的细微损伤是在不知不觉中自愈的。我们把这种神奇的能力叫做自愈力。

自愈力就是人体在遇到疾病或损伤时，依靠自身的生理机制和心理机制来恢复健康的能力。自愈的过程是复杂的，它需要体内各种功能和物质的相互配合和支持，其中最关键的物质就是各种各样的激素。激素是人体自带的"药材"，将各种激素进行排列组合，可以配出30多种药来。

由于自愈力是一种与生俱来的能力，人们形象地说它是人体为自己配备的贴身"医生"。这位"医生"有着超凡的洞察力和感知力，而且不会偷懒，当人体出现不适或病痛时，它能敏锐地捕捉到一切异常信号，然后马上调整人体的各种功能，调动各种"药材"，以最快的速度"配药"，并指挥它们奔赴各自的战场，消灭病毒或细菌，帮助人体恢复健康。

自愈力包括免疫力、内分泌调节能力、排异能力、修复能力、应激能力、心理调适能力等，是人体自我保护和修复的重要手段，对维持生命和健康至关重要。据科学家研究，只要自愈力不受损，60%～70%的疾病都能自愈。相反，如果这种能力遭到破坏，神仙来了也救不了命。艾滋病之所以成为不治之症，最根本的原因就是免疫力遭到了灭顶之灾。日本脑神经外科医师冈本裕也写过一本书名为《90%的病自己会好》，曾经轰动一时。从某种程度上说，医生治病，只是激发和扶持人类机体的自愈力而已，最终治好病的，不是药，而是身体本身。中医学上讲“三分治，七分养”，说的就是在患者康复过程中，身体的恢复更多地依赖于自我调节，也就是修复自愈力的过程，这是医疗的至高层次。

当然，我们应该理性地看待大多数病的不药而愈，不能机械地理解为所有病都不用吃药，还是要根据实际情况进行处理，遵医嘱看病吃药。关键是别忘了：自己的身体还有强大的自愈力。自愈力是人类在长期进化过程中形成的一种机制，是生命的本能，我们应该小心地呵护它，充分地用好它。

那些不吃药就能好的病

只要身体里的“药材”充足，“医生”健康，大多数小毛病即使不吃药也能好，甚至医学上一些疑难杂症也可以自然痊愈。

1. 感冒。感冒是因为身体受到细菌或病毒的袭击，这时自愈力会积极主动地组织免疫细胞打一场防卫战。这场战役会持续5～7天，最终取得胜利。所以，大多数感冒会在1周左右不治而愈。事实上，也没有什么药物能治好感冒这种病，所有抗感冒药的作用

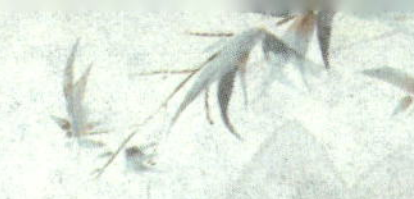

不过是缓解鼻塞、咳嗽等症状罢了，目的是减轻人体所遭受的不适感。感冒后，可多卧床休息，多喝水，饮食尽量清淡，适当吃些富含维C的水果，一般7天左右会自愈。

2. 发热。发热是人体在受到感染时所启动的一种自我保护机制，可以抵御某些病菌的繁殖，是自愈力为了医治人体而做的有益调节。一般情况下，低于38℃的发热，多休息、多喝水就可以自行缓解，并不需要吃退热药。如果身体比较虚弱，可以适当吃些含蛋白质、脂肪、维生素含量高的食物，以满足人体正常活动所需的能量。

3. 小伤口。人体内有天然的止血药——血小板，所以擦伤、划伤、破损，出了血，血是会自然止住的。之后伤口还会自然愈合，修复得很平整，不会留下瘢痕，正是因为从伤害一开始，机体便立刻产生再生作用，分化出新的细胞，使受伤的细胞结痂脱落，转变成新的肉芽组织，完成自疗。除身体表面的伤口外，像胃溃疡、口腔溃疡、骨折等造成的“伤痕”，机体都是这样默默地修复伤口并促进痊愈的。

4. 呕吐、腹泻。有些人怀孕后会呕吐，这其实是对胎儿的一种自我保护。很多时候，拉肚子也是一种自我防御。我们吃了不干净的食物或有毒的食物后，往往会上吐下泻，这是身体在排泄毒物，最大限度地降低毒物对身体的伤害。这时，只要不吃东西，让肠胃得到充分休息，适时补充水分，一般两三天就能恢复健康。

5. 轻度“三高”。高血压、高血脂、高血糖是人们俗称的“三高”。“三高”的出现，最主要的原因是体内积聚了多余的垃圾和毒素。而当“三高”还只是处于刚跨进门槛的程度时，自愈力又会组

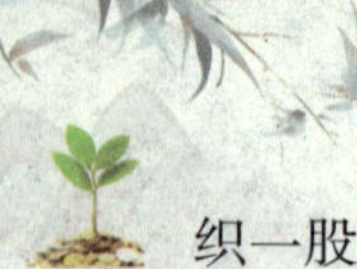

织一股力量有条不紊地将垃圾和毒素清除。比如，肝脏、肾脏可以为身体排毒；均衡饮食和适度运动是清除多余的脂肪、热量的有效方式。这样，像初期的脂肪肝、部分心脑血管病、糖尿病、痛风等生活方式疾病，不用药也可以控制得很好，只要定期监测就能消除隐患。

6. 抑郁、失眠。抑郁、失眠大多是由精神因素引起的，这更可以通过人体的自愈力来缓解和消除。很多情况下，吃抗抑郁药、安眠药无异于饮鸩止渴。事实上，放平心态，降低期望，适当锻炼，都能收到意想不到的效果。

此外，专家还发现：疝气通常在 4 个月内就能消失；75% 的坐骨神经痛也会在 3 周内不治而愈；而像上文所列的 6 种疾病以及腰痛、便秘、气喘、过敏、异位性皮肤炎等都可称为“未病”，它们几乎都可以靠自己的力量痊愈。只要善于活用自身的自愈力，及早调理身体，不论是谁都可以恢复健康。

当然，自愈力虽然强大，但它也不是万能的。自愈需要条件，必要时还要寻求医生的帮助。比如，皮肤溃烂，就要及时给伤口消炎；骨折后要上夹板；出现溃疡，要少吃上火的食物。这些都是为自愈提供物质条件。对于一些严重的疾病，如缺血性心脏病、先天性心脏病、严重心律不齐、脑血管疾病、神经变异性疾病、癌症、1 型糖尿病、急性病、传染病、自身免疫疾病、遗传基因异常等，需要及时就医并接受专业治疗。

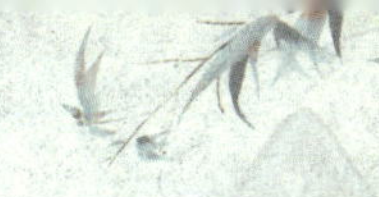

让你的自愈力变强大

事实上，无论是中医还是西医，最好的治疗都是通过修复人体自愈系统的平衡来提高人体的自愈力。自愈力是天生的，最怕不合适的干预，如不良的生活习惯和心理状态就不利于自愈力的提高。自愈力还受遗传因素、年龄等因素的影响。年轻人的自愈力通常较强，而随着年龄的增长，自愈力会逐渐减弱。所以，我们要以积极的、良好的生活方式激发身体的自愈力，保护好自愈力，使它变得更强大。

1. 均衡饮食。保持均衡的饮食和充足的营养能够为身体提供所需的营养物质，增强免疫系统的功能。日常可多食用瘦肉、奶制品、豆制品、全谷类、坚果等食物，以及新鲜的水果、蔬菜，以促进细胞的生长与修复。

2. 保证睡眠。科学实践证明，睡眠不足和睡眠不佳对肝脏的损伤极大，由此可引发一系列疾病；每天只睡 4 小时的人，血液中抵御流感的抗体比睡 7.5 ~ 8.5 小时的人减少了一半。睡眠是身体修复和恢复的重要过程，不熬夜、保持规律且充足的睡眠时间，可以让机体得到充分休息，消除疲惫，增强机体的自愈力。

3. 锻炼身体。适当运动治愈很多疾病，特别是慢性病。实践证明，每天 30 分钟的有氧运动可以让免疫系统运行得更好。平时可根据自身情况选择适合自己的运动，比如慢跑、游泳、瑜伽、打太极拳、跳绳等，以促进血液循环，加快体液代谢，提高机体免疫力，刺激自愈力。

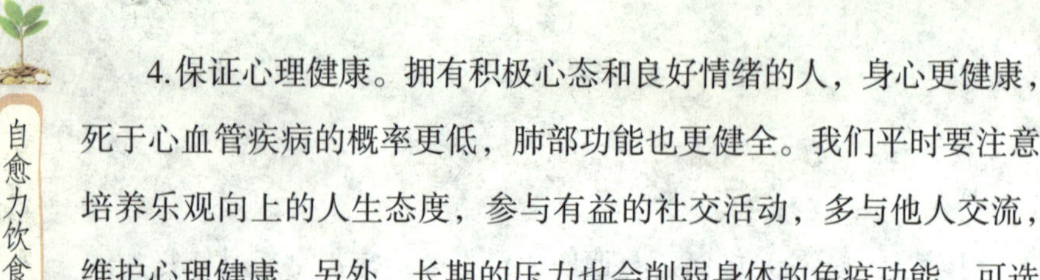

4.保证心理健康。拥有积极心态和良好情绪的人，身心更健康，死于心血管疾病的概率更低，肺部功能也更健全。我们平时要注意培养乐观向上的人生态度，参与有益的社交活动，多与他人交流，维护心理健康。另外，长期的压力也会削弱身体的免疫功能，可选择冥想、深呼吸、按摩等方法来放松身心、减轻压力。

激发并增强自愈力本质上是养成一种健康的生活方式。善于运用自愈力进行自我调养的人，不易患病，就算患了病也康复得更快，长远来讲这才是对身体的真正负责。

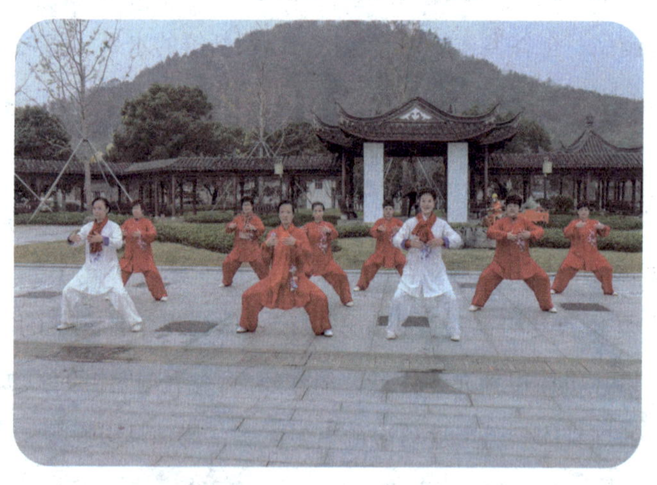

第二章　人类大智慧：自然疗法

打破生病的思维定式

当疾病来袭时，人们有一种思维定式，那就是：得病—吃药—康复。其实，并不是所有的疾病都需要吃药。对于不需要吃药的疾病，人们如果不能跳出吃药—康复的思维误区，会给身体带来不必要的负担，甚至牺牲健康。

“是药三分毒”，药物的治疗作用和不良反应总是密不可分的，不存在百分之百安全的药物。对于像感冒、发热这样的小毛病，病一来就吃药甚至输液，会形成对药物的依赖；或者一些慢性病，长期服药多少都会产生不良反应。本来只是小病，由于长期服用药物，大大地损害了身体功能，长此以往会使身体状况越来越差。还有一部分人是因为存在“药物崇拜”心理，过度迷信药物的作用与威力，并大量滥用药物，进而形成一种对药物的成瘾性与依赖性。这种对药物的迷信，严重违背了科学常识。“药物崇拜”的后果是令人担忧的，一部分不幸的患者本来想要吃药治病，结果却适得其反，成为药物滥用的受害者。因此，为了更好地治病，大家需要转变观念，注重从内部调理自己的身体，实现真正的健康。自然疗法就是这样的方法。

自然疗法以人体健康为核心，运用与人类生活有直接关系的物质与方法，如食物、水、阳光、运动以及有益于健康的因素，通过帮助身体免疫系统的重建和修复，不用吃药，达到治疗疾病的目

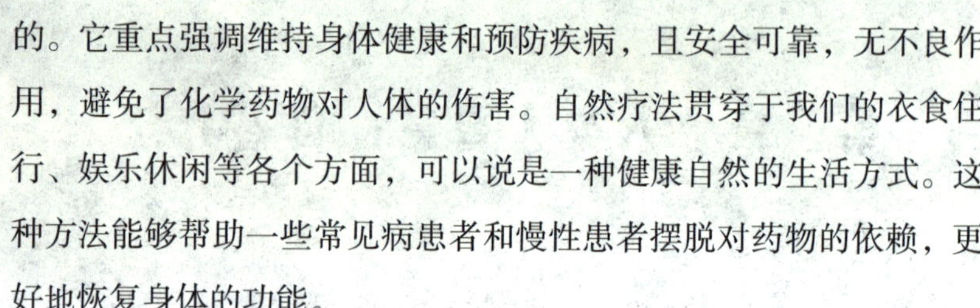

的。它重点强调维持身体健康和预防疾病，且安全可靠，无不良作用，避免了化学药物对人体的伤害。自然疗法贯穿于我们的衣食住行、娱乐休闲等各个方面，可以说是一种健康自然的生活方式。这种方法能够帮助一些常见病患者和慢性患者摆脱对药物的依赖，更好地恢复身体的功能。

自然疗法非常简单，人人都能学会。看着食谱做菜会吧，用菊花或者其他食材泡茶会吧，适当慢跑会吧，按照书上说的动动手指按摩也会吧……自然疗法简便易学，一学就会，学会便能防病治病。

不吃药，从餐桌革命开始

中医学上讲“药补不如食补”“药食同源”，食疗养生是我国传统文化中不可或缺的组成部分。

在我国，食疗有着悠久的历史。在缺医少药的时代，食物曾经是医生祛除疾病的主要选择。在上古时代，人们就已经开始利用一些常见的大蒜、洋葱等食物来祛除一些疾病，并取得了很好的效果。在国外，食疗同样广受欢迎。人们认识到了食物的神奇魔力，把食物当作最好的药物，并取得了很好的效果。

食疗之所以受到大家的欢迎，主要源于食物在防病治病、养生保健方面具有独特的意义。首先，食疗确有实效；其次，食疗具有取材便利、花钱不多、操作简单、安全无害等优点；再者，采用的食物既是治病的良药，又是味道鲜美的佳肴，对于正在饱受病痛折磨的患者来说，可以在享受美味的同时拥有健康，食而治之，何乐而不为呢？

所以，小毛病不吃药，就从变换餐桌上的美食开始吧！

跑跑跳跳，免受吃药之苦

运动强身是很多人都懂得的道理，而对于患病的人来说，适当运动还有治疗疾病的作用。在跑跑跳跳放松身体的运动过程中战胜疾病，是一件愉快的事，既免了打针吃药之苦，又能够强壮身体，为什么不试着做呢？

运动能够稳定血压，愉悦心情，调节血脂，促进血液循环，增强身体免疫能力，所以很多医生都会建议患者多运动。平时可选的运动有打球、游泳、慢跑、骑车、散步、打太极拳等。需要注意的是，并不是所有的运动项目都适合每一个人，不同疾病、不同病情、不同年龄要选择不同的运动项目，运动时长和运动强度也要因人而异，以免给身体带来伤害。

温开水好，茶水也不赖

水是生命之源，世间万物都离不开水。人体一旦缺水，便会出现身体功能失调、紊乱，可导致许多严重的疾病甚至危及生命。一个人的饮水习惯可以决定他的健康水平，尤其是年轻人，年轻时有良好饮水习惯的人，上了年纪后，也可以避免因不良饮水习惯导致的一些疾病。所以，我们从年轻时开始就要养成科学的饮水习惯。

一个正常的成年人，理论上每天清水的摄入量应该为 2000 ~ 2500 毫升。饮水太少，体内废物代谢不出去，影响身体健康；饮水太多，则会加重肾脏负担，也同样不可取。当然，这个量也要因人而异。

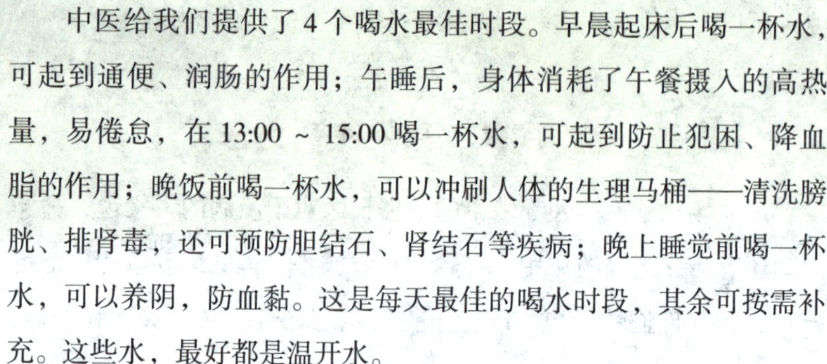

中医给我们提供了4个喝水最佳时段。早晨起床后喝一杯水，可起到通便、润肠的作用；午睡后，身体消耗了午餐摄入的高热量，易倦怠，在13:00～15:00喝一杯水，可起到防止犯困、降血脂的作用；晚饭前喝一杯水，可以冲刷人体的生理马桶——清洗膀胱、排肾毒，还可预防胆结石、肾结石等疾病；晚上睡觉前喝一杯水，可以养阴，防血黏。这是每天最佳的喝水时段，其余可按需补充。这些水，最好都是温开水。

温开水好，茶水也不赖。会喝茶，寿百年。茶是个好东西。喝茶可以提神，使人精力充沛；可以提高人的免疫力，抵御疾病的侵害；可以帮助抵抗辐射；还可以助消化、清脂、减肥、美肤等。上古有神农氏“尝百草，日遇七十二毒，得茶而解之”，后有明代高濂在养生经典《遵生八笺》中写的“人饮真茶，能止渴消食、除痰少睡、利水道、明目益思、除烦去腻，人固不可一日无茶”，可见古人早就知晓茶的祛病健体功效。在推崇养生的今天，“以茶养心，以茶养身”的观念更是深入人心。喝茶，不仅能还调养身体，还能让我们在浮躁忙碌的环境中获得一份沉静和自在。喝茶能提神健脑、增强记忆、减缓衰老，这是茶带给我们身体上的好处。而喝茶带给我们精神上的愉悦，才是养生人所追求的精髓。

用好免费补品：阳光

晒太阳，是一种借助阳光来健肤治病的自然疗法，可以在静中达到养生的功效。“太阳不照临，医生常进门。”阳光中含有紫外线、红外线和可见光，人体在三种光线的照射下，可能产生很多有益的生理作用。科学研究表明，经常晒太阳，对改善人体的新陈代谢、增加食欲、改善睡眠、提高机体的抗病能力等都是很有帮助的。

晒太阳应根据地区和季节差异有所不同，夏季可在上午 9:00 ~ 11:00、下午 16:00 ~ 18:00 进行；冬季以 10:00 ~ 14:00 最为适宜。每次可晒 1 小时左右。特别是老年人，常在室内休息，如果能够多到室外适当地晒晒太阳，是很有针对性的自我保健方法。晒太阳是免费为身体补充能量，为什么不用好它呢？

中医手法神奇又安全

中医最大的特色，在于非常注重人体的自我修复能力，并且主要的治疗手段都在通过提升人体的能量，或排除人体维修系统无法正常运行的障碍，以提高人体的修复能力。按照中医理论，人体的五脏六腑是经常保持平衡的，在身体修复过程中，仍然必须随时保持这种平衡。

中医学上，人体之气，分为阴气与阳气 2 种。阳气有推动、温煦、兴奋之功能，阴气有宁静、滋养、抑制之作用。阴阳二气协调平衡，则人体之气冲和畅达，升降出入运行有序。

所以，中医治病、养生，讲究的就是阴阳平衡。中医治病分内治和外治。其中外治就是不吃药疗法，对“不肯服药之人，不能服药之症”，尤其对危重病症，更能显示出其治疗之独特，故有“良丁（高明的医生）不废外治”之说。外治包括推拿、按摩、针刺、艾灸、敷贴、刮痧、拔罐、膏药、熏蒸等，通过物理刺激进行阴阳平衡的调节。这些方法不仅安全、效果神奇，而且不良反应少，所

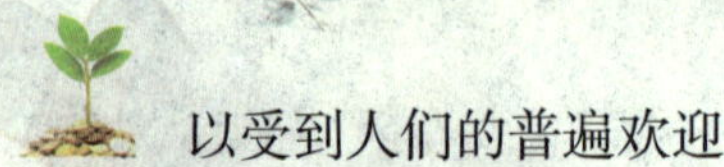

以受到人们的普遍欢迎。

心·平能愈三千疾

病由心生，心定则身安。健康的根本在于心。不管是中医还是西医，只要不除根本，病就不会好。所以，防病、治病及养生之道的关键是调心——安心、静心、定心。

如果管不住心，就会胡思乱想，然后生气、忧愁、憋屈，最后生病了。说老实话，很多人的确不是老死的，不是病死的，而是气死的。

生活中常有一些鸡毛蒜皮的小事，如家长里短的闲言碎语、同事之间的磕磕碰碰、亲人朋友之间的误会，因为这些事生气，属于生闲气。既然是闲气，那就完全没必要生。

老是拿自己和别人比，比钱、比房子、比车子、比职务、比孩子……比的结果是样样不如人，便难免会生怨气，怨自己不如别人有本事，怨爱人不如别人懂进取，怨孩子不如别人家的孩子努力……把一个好好的家庭拖入了一个攀比的漩涡。这种攀比发展到一定程度，还会生出严重的嫉妒之心，而这嫉妒之心就是一帖毒性很大的毒药，伤人又伤己。所以说，这怨气是万万生不得的。

还有一种闷气，最伤人，也最要不得。遇到不顺心的事，闷在心里，不愿意讲出来，或者找不到发泄口，闷气就会聚积在心中散不出去，对健康危害极大，特别是长时间生闷气，还会引起疾病，特别是心脑血管疾病和肿瘤。

所以，我们需要修炼一种平和心态。

一是修炼平衡。心理平衡、心态平静，才能拥有快乐的生活，这跟人的地位高低、金钱多少没有太大的关系。把自己的心放在合适的位置，不嫉妒，不攀比，跟所处的社会、家人、周围的同事、亲戚朋友、合作伙伴都保持一种非常良性的、亲密的、和谐的关系，你就会生活在一种有序的、无人际关系压力的环境中，也就不会因为乱糟糟的、处理不好的人际关系而忧心忡忡，你自然会感到快乐。

二是修炼简约。简约是一种价值取向，是给生活做减法，是简化繁杂，回归生活本原。简约生活不是苦行僧式的自虐，而是一种更为人性化的、经济的、环保的、轻松愉悦的生活方式。简约生活通过减少个人的欲望、淡泊名利，带来心神的安宁和平静，进而给自己的生活带来巨大变化，提高快乐和幸福的指数。

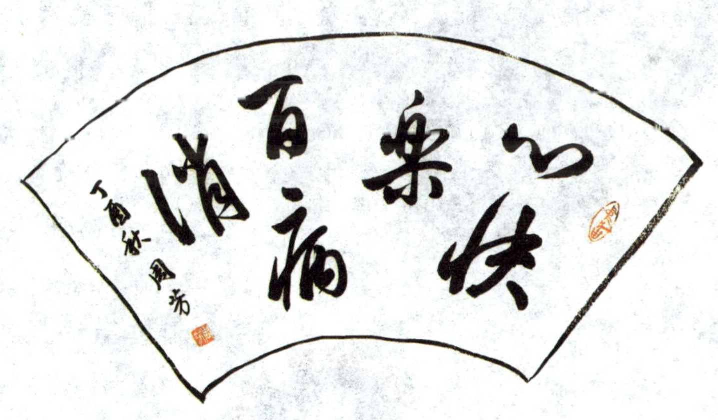

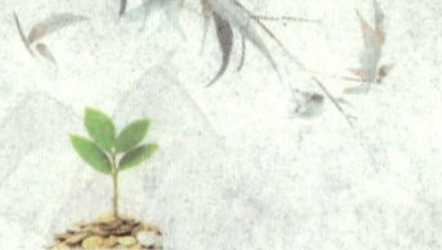

第三章　膳食疗法，让人远离“三高”

对付高血压，喝粥吧

粥也许算不上美食，但吃了让人感觉很舒服。它对血糖高的人不是很友好，但有几种粥特别适合高血压患者食用。

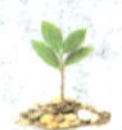

小方子

黑芝麻粥

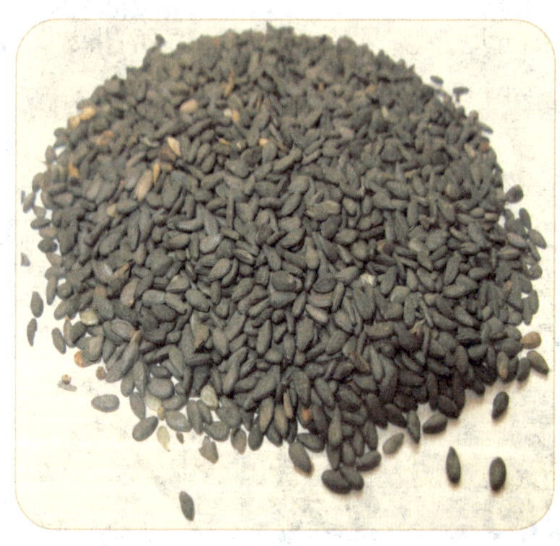

黑芝麻

【原料】黑芝麻60克，桑椹60克，白砂糖10克，粳米50克。

【做法】将粳米、黑芝麻、桑椹一同放入锅中，加适量水，用旺火煮沸，再改用文火熬成稀糊状，调入白砂糖即可。

【功效】适用于高血压、高脂血症患者。

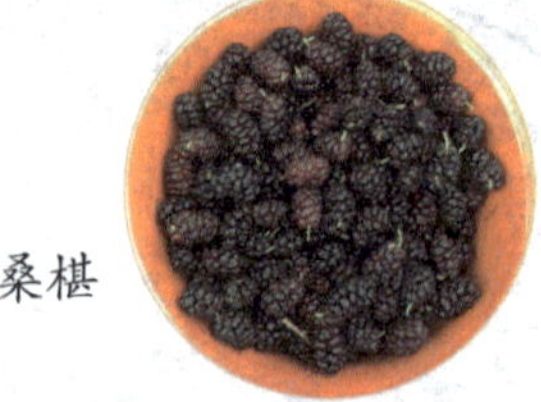

桑椹

洋葱粥

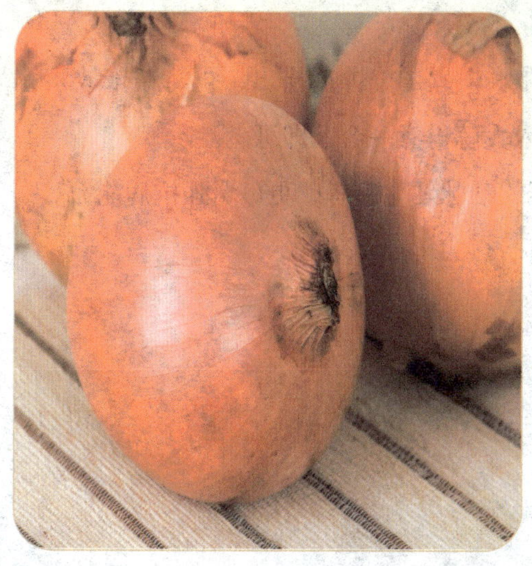
洋葱头

【原料】粳米100克，洋葱头200克，精盐、味精、麻油各适量。

【做法】粳米加水1000毫升，用大火烧开，小火慢熬至粥将成时将洋葱头切成丝放入，继续熬至洋葱熟，下精盐、味精，淋麻油即可。

【功效】适用于高血压、动脉硬化患者。

何首乌大枣粥

【原料】何首乌60克，粳米100克，大枣5枚，冰糖适量。

【做法】将何首乌加水煎成浓汁，去渣后加入粳米、大枣、冰糖，同煮为粥。

【功效】适用于高血压患者，且有补肝肾、益精血、乌发的作用。

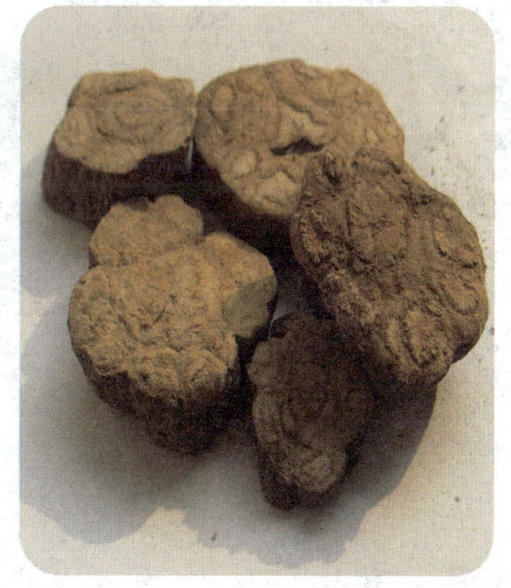
何首乌

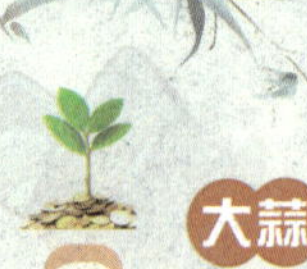

大蒜粥

【原料】大蒜 30 克，粳米 100 克。

【做法】将大蒜放入沸水中煮 1 分钟后捞出，再将粳米放入蒜水中煮成稀粥后，重新放入大蒜再煮一会儿即可。

【功效】适用于高血压、动脉硬化患者，更可增强抗病能力。

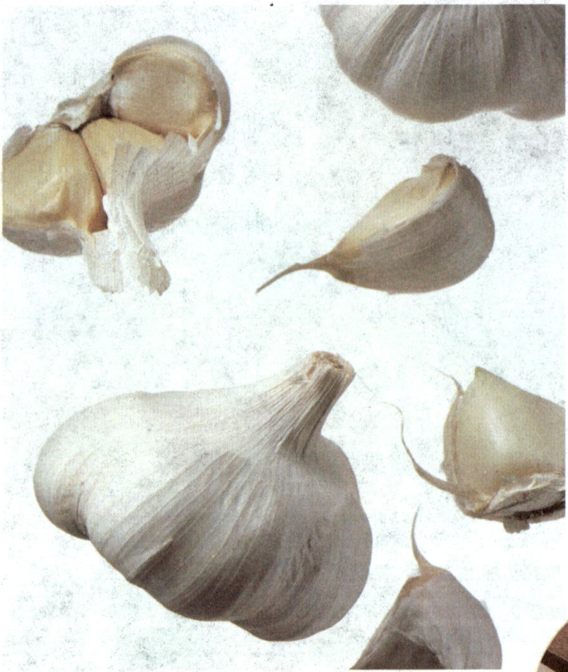

大蒜

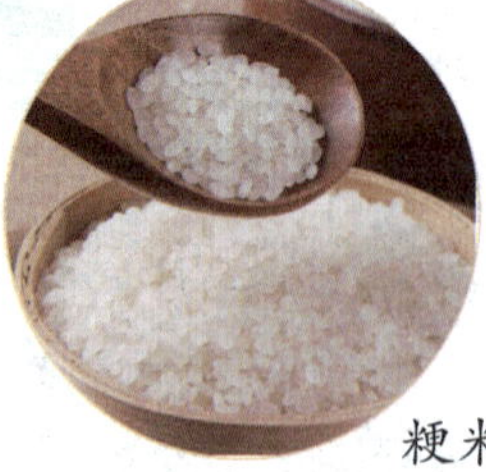

粳米

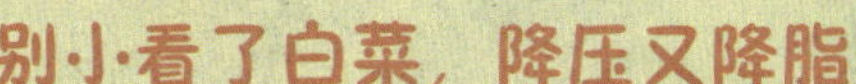

别小看了白菜，降压又降脂

白菜是老百姓的当家菜，相比于其他蔬菜价格较为便宜，所以人们将白菜叫做“粗菜”。其实，白菜的营养成分相当多，膳食纤维、蛋白质、糖类（碳水化合物）含量都很高，而且还具有降血压、降血脂的辅助作用。

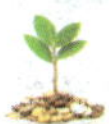

小方子

白菜炒香菇

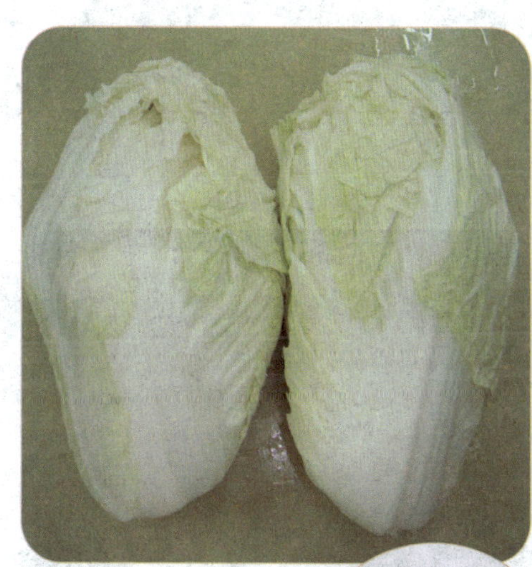

白菜

【原料】白菜200克，香菇20克，精盐适量。

【做法】把白菜洗净切成段，香菇去柄切成片。炒锅置于旺火上，下油烧至八成热，倒入白菜和香菇，翻炒几下，加盐炒熟即可。

【功效】适用于高血压、脑血管病、慢性肾炎、咽干口渴、大小便不畅等患者。

香菇

海带拌白菜

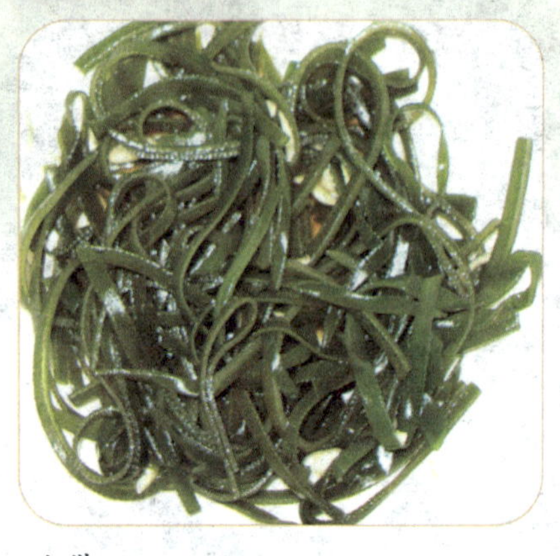
海带

【原料】海带100克，白菜300克，精盐、味精、麻油各适量。

【做法】将海带和白菜洗净切成丝，锅中加水烧沸，然后将白菜、海带分别用开水焯后捞出，用冷开水冲一下，沥干水分。在白菜丝中加入精盐、麻油、味精并搅拌均匀，装盘时将海带丝放在白菜丝上面，拌匀即成。

【功效】此菜对高血压有一定的防治作用，适用于高血压、高脂血症、单纯性甲状腺肿、单纯性肥胖症者。

口蘑白菜

【原料】白菜250克，口蘑3克，调料适量。

【做法】将新鲜白菜洗净切成段，将口蘑洗净切成片。待油烧热后，将白菜入锅炒至七成熟，再将口蘑、酱油、糖、盐入锅炒熟即成。

【功效】适宜于高血压、高血脂、冠心病、牙龈出血患者。

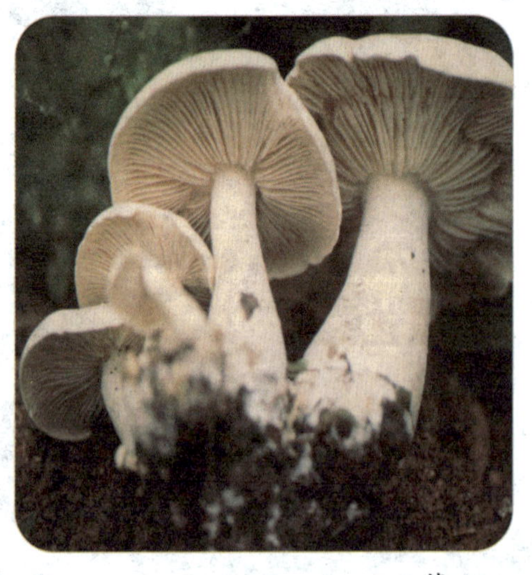
口蘑

西红柿可防高血压

西红柿含有丰富的胡萝卜素、维生素C和B族维生素，尤其是维生素P的含量居蔬菜之冠，具有润肠通便、调节血压、美容养颜等作用，是不少人餐桌上的美味。

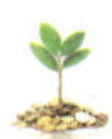

小方子

西红柿

【原料】西红柿2个。

【做法】将西红柿洗净，切片，蘸白糖食用。

【功效】可清热、降压、止血。

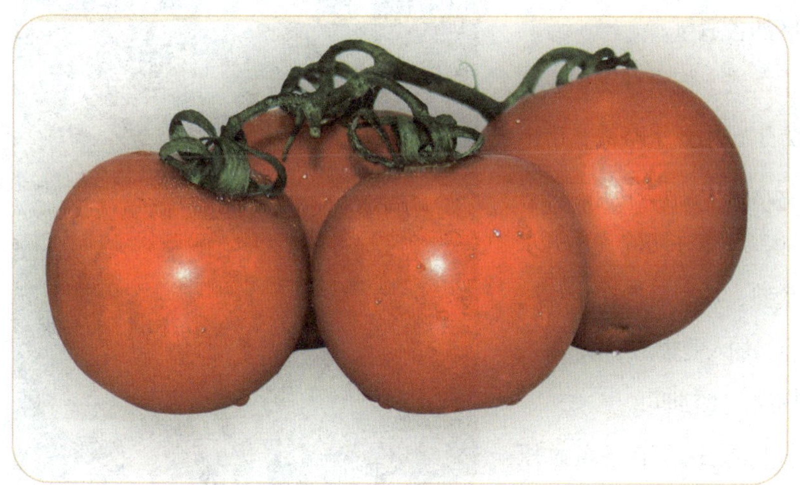

西红柿

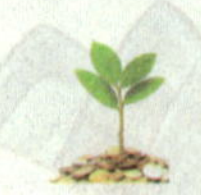

清爽芹菜降压快

芹菜不仅营养价值高，药用价值也可观。芹菜中所含的芹菜素能够起到降压和影响中枢神经的作用，因此芹菜降血压是有科学根据的。吃芹菜时，别只吃茎部，芹菜叶的降压效果也很好，营养也很丰富。

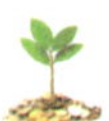

小方子

芹菜豆腐

【原料】水豆腐1块，芹菜150克，精盐、味精、麻油各适量。

【做法】把水豆腐切成小方丁，用开水略烫，捞出装入盘中；把芹菜去根、叶，洗净并切碎，用开水氽熟，放凉后撒在水豆腐上，加入精盐、味精，淋入麻油，拌匀即可。

【功效】适用于高血压患者。

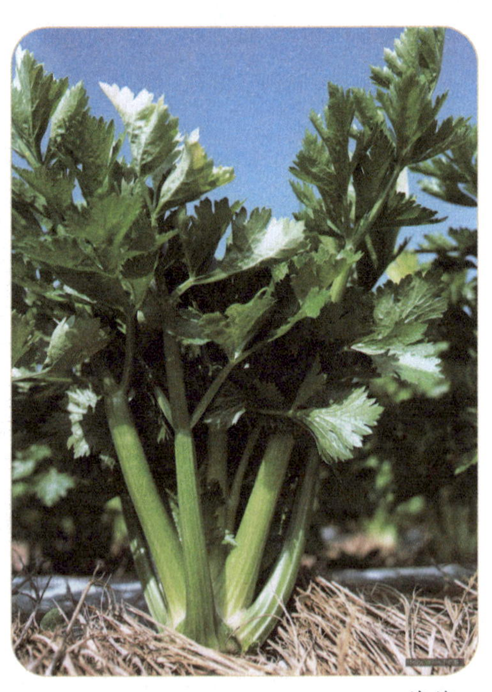

芹菜

黑木耳炒芹菜

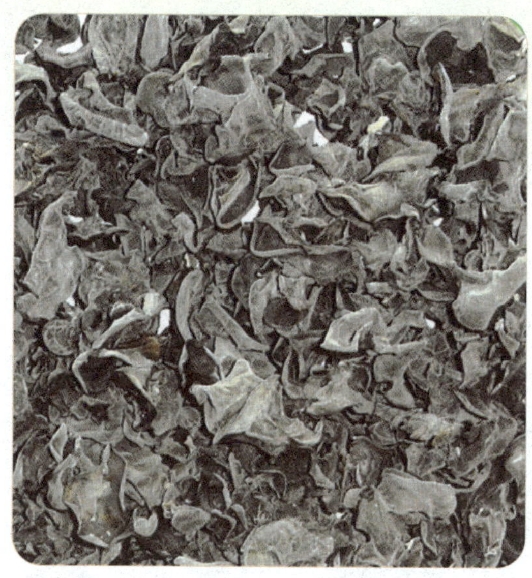
黑木耳

【原料】芹菜250克，黑木耳250克，姜、葱、大蒜、盐、食用油、味精各适量。

【做法】将黑木耳用清水泡发后去根撕朵，将芹菜洗净切成段，姜切成片，葱切成段，蒜去皮切成片。将炒锅置于旺火上烧热加油，待油烧至六成热时，放入姜片、葱段、蒜片炒出香味；然后放入芹菜、木耳炒至芹菜断生，加盐、味精调味即成。

【功效】补肝肾、降血压。

鸡蛋拌芹菜叶

【原料】适量芹菜叶，鸡蛋 1 个，姜、蒜、辣椒油、盐、生抽、醋、香油各适量。

【做法】将芹菜叶洗净沥干水分，放在开水中焯一下备用；将姜、蒜切成末备用；待锅中油热后，将鸡蛋打散放入锅中摊成薄饼状，再切成小块备用；将芹菜叶和鸡蛋片混合在一起，放入姜末、蒜末、辣椒油、盐、生抽、醋、香油等调味料拌匀即可。

【功效】增进食欲，平肝清热，健脑镇静。

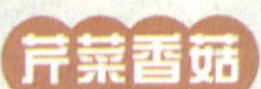

芹菜香菇

【原料】芹菜200克，香菇100克，精盐、味精、麻油、水淀粉各适量。

【做法】将芹菜切成段；将香菇切成丝。将锅置于旺火上，下油烧热，放入芹菜，煸炒几下，再放入香菇丝，加盐炒匀，注入清汤，转用小火焖片刻下味精，淋麻油，用水淀粉勾芡即可。

【功效】适用于高血压、高脂血症、神经衰弱患者。

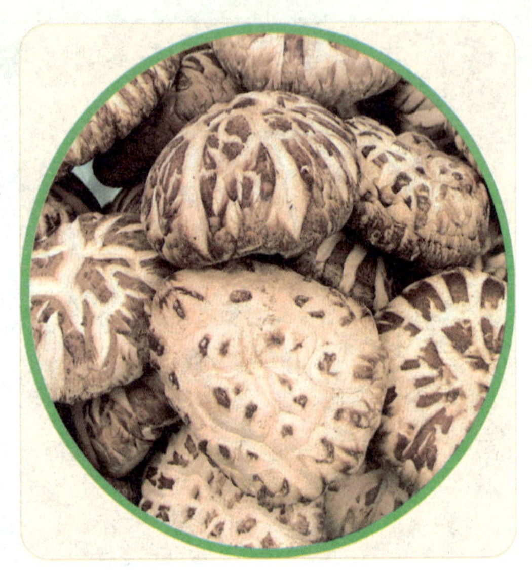

香菇

水芹汁

【原料】鲜水芹500克。

【做法】鲜水芹除去须根，洗净切碎，榨汁服用。

【功效】适用于高血压、头昏脑涨、尿血患者。

芹菜蜂蜜汁

【原料】生芹菜1000克，蜂蜜适量。

【做法】将芹菜择去黄叶，去其根部，清洗干净并捣烂，榨取其汁。在汁液中加入适量蜂蜜，调匀即成。

【功效】降压、清热，适用于高血压患者。

鲜芹苹果汁

【原料】鲜芹菜250克，苹果1～2个。

【做法】将鲜芹菜洗净，放入沸水中烫2分钟，切碎后与苹果一起榨汁即可。

【功效】适用于眩晕头痛、颜面潮红、精神易兴奋的高血压患者。

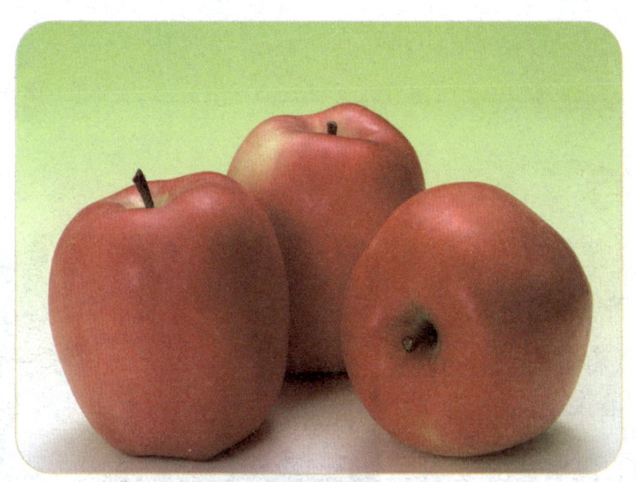

苹果

葵花子芹菜汤

【原料】带壳葵花子50克，鲜芹菜100克。

【做法】把带壳葵花子、鲜芹菜分别洗净，放入锅中，加水200毫升，用小火煮至熟透即可。嗑食瓜子，喝汤。

【功效】适用于高血压、动脉硬化患者。

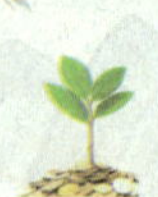

紫茄子降压效果好

紫茄子中含有一种特殊的物质——皂苷，它可以有效降低胆固醇。科学实验发现，吃茄子后人体内的胆固醇含量能降低10%。紫茄子中含有的维生素P能防止微血管破裂出血，含有的钾元素可以预防脑血管破裂，所以血压高的人可适当多食用。

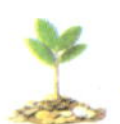

小方子

清蒸茄子

【原料】紫茄子2个，食盐、食用油各适量。

【做法】将茄子洗净切成块，根据个人口味加盐、油适量，隔水蒸15分钟，蒸熟即可。

【功效】清热、消肿、止痛，适用于高血脂、高血压、痔疮、便秘等症。

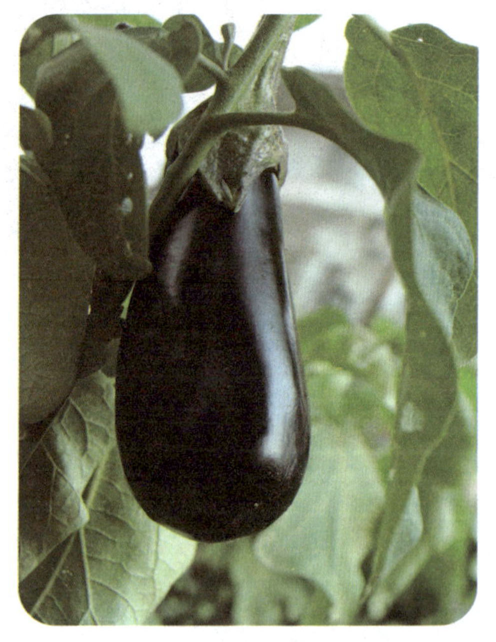

茄子

彩椒烧茄子

【原料】青椒、红椒各1个，紫茄子1个，葱两段，蒜5瓣，生抽、老抽、米醋、糖、盐、香油、水淀粉各适量。

【做法】茄子去外皮，切成小块备用；葱和大蒜洗净切成碎末；青椒和红椒洗净，去籽、去蒂切成块。将各调料适量倒入小碗，搅匀备用。在锅中倒入油，旺火加热，油七成热时，放入茄子块，炸成金黄色后捞出。锅中留少量底油，大火加热，将葱末和蒜末放入锅中炒出香味，接着放入炸好的茄子，和青椒、红椒一同翻炒。将碗里的料汁倒入锅中，进行翻炒。起锅前，撒上蒜末即可。

【功效】适合血脂高、血压高患者。

决明茄子

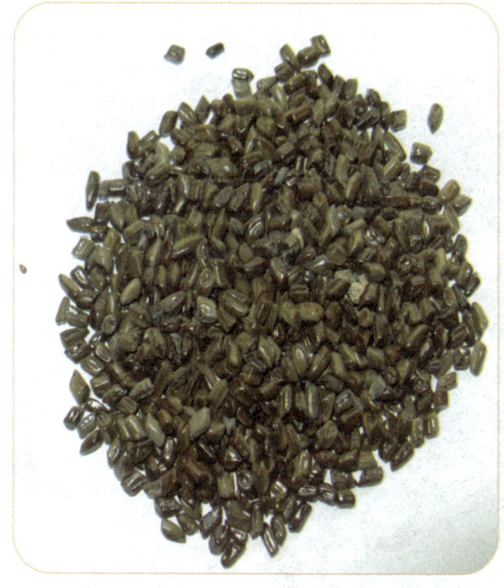

决明子

【原料】决明子30克，紫茄子200克，荠菜200克。

【做法】把决明子微炒，捣碎，水煎半小时，去渣留浓汁，与适量淀粉调匀备用；把茄子切成斜片，与荠菜一同放入烧热的油锅内煸炒片刻，倒入决明子汁和淀粉，然后翻炒，淋上麻油调味即可。

【功效】适用于高血压、高脂血症患者。

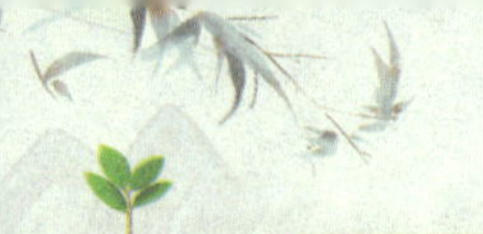

茼蒿降压，不容忽视

茼蒿中含有多种氨基酸、脂肪、蛋白质及钠、钾等矿物盐，能有效调节体内水液代谢，通利小便，消除水肿；茼蒿还含有一种挥发性精油，以及胆碱等物质，具有降血压、补脑的作用。

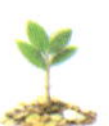

小方子

清炒茼蒿

【原料】茼蒿500克，蒜、油、鸡精各适量。

【做法】将茼蒿洗净，蒜切成末备用。锅中放油适量，待油烧热后，放入蒜末煸炒出香味，接着倒入茼蒿大火翻炒，翻炒的同时放入盐，炒至茼蒿熟即可。出锅前放点儿鸡精调味。

【功效】消食，开胃，降血压。

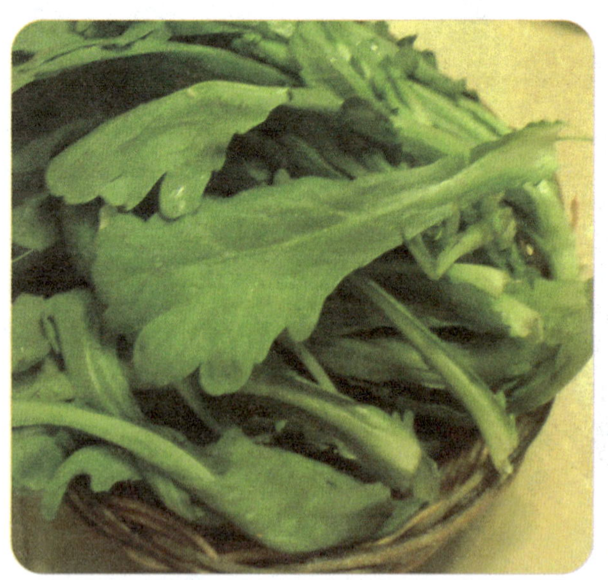

茼蒿

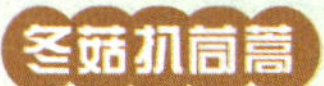

冬菇扒茼蒿

【原料】茼蒿300克，冬菇50克，植物油20毫升，葱、大蒜、盐、香油、淀粉、料酒各适量。

【做法】将茼蒿洗净去梗并切成段，待水烧沸后，将其放入锅中焯一下，捞出沥干水分；将葱洗净切成段，将蒜洗净切成片；将冬菇洗净，切成小片备用。锅中放油烧热，待油至七成热时，放入葱段、蒜片炒香，接着放入冬菇翻炒，同时加入适量料酒和清水，然后放入茼蒿段煸炒至熟。用水淀粉10克勾芡，根据个人口味加盐调味，淋入香油即可。

【功效】适用于高血压、乳腺炎及营养不良性水肿、脾虚浮肿等患者。

茼蒿蛋白饮

【原料】鲜茼蒿250克，鸡蛋3个，盐、油各适量。

【做法】将鲜茼蒿洗净去梗，将鸡蛋敲破取蛋清；锅内加适量清水煎煮茼蒿，至茼蒿快熟时，加入鸡蛋清煮片刻，调入油、盐即可。

【功效】降低血压，润肺止咳，还有一定的安神作用。

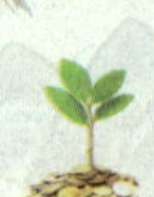

吃点黑木耳，润肺又降压

黑木耳中含有腺苷类物质，这种物质使黑木耳具有抗凝血、抗血小板凝聚、抗血栓、降血脂的作用。长期食用黑木耳，可有效降低血压。另外，黑木耳对冠状动脉粥样硬化、血管硬化等心血管疾病也有一定的辅助治疗功效。

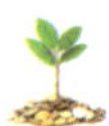

小方子

凉拌黑白木耳

【原料】白木耳 100 克，黑木耳 100 克，白糖、食盐、胡椒粉、芝麻油各适量。

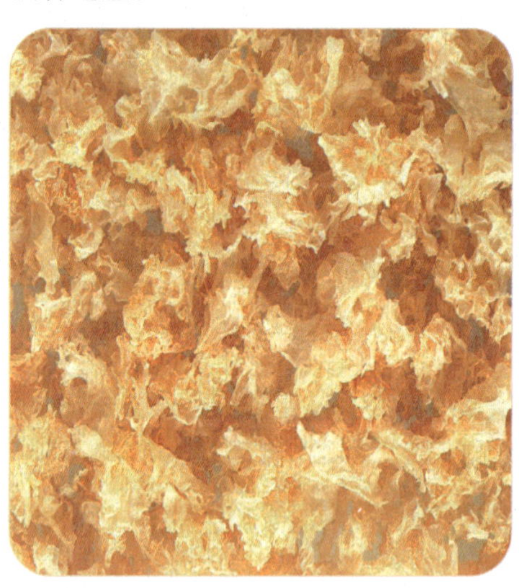

银耳

【做法】先把黑、白木耳用水泡 1 小时左右，记得要用冷水。泡发好后，去杂质洗净撕成块，然后在沸水锅中焯一下捞出，投入冷开水中冲凉，再捞出待用；将食盐、白糖、胡椒粉、芝麻油制成调味汁；将调好的味汁浇在双耳上，拌匀即可食用。

【功效】可润肺，也可降压降脂。

木耳桃泥

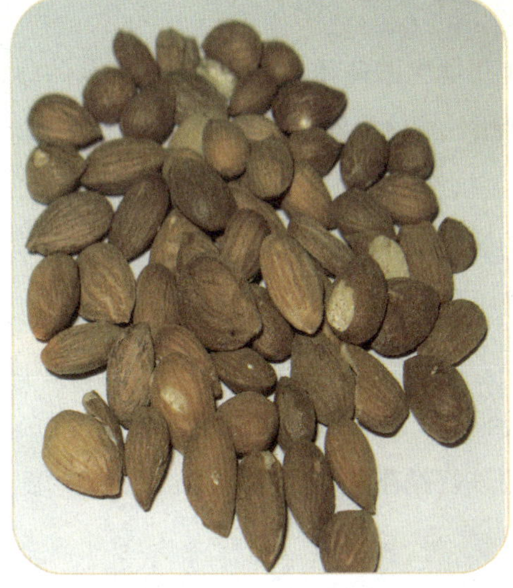
桃仁

【原料】黑木耳120克，蜂蜜120克，桃仁（去皮）50克。

【做法】把黑木耳用开水泡开洗净，与蜂蜜、桃仁共捣为泥，放碗内蒸熟即可。

【功效】适用于高血压四肢麻木患者。

黑木耳泡水

【原料】泡发黑木耳10克，冰糖30克。

【做法】将泡发的黑木耳与冰糖一同放至炖盅内，加适量清水，炖至黑木耳熟软即可。

【功效】降压降脂，润肺补脑，补血活血。

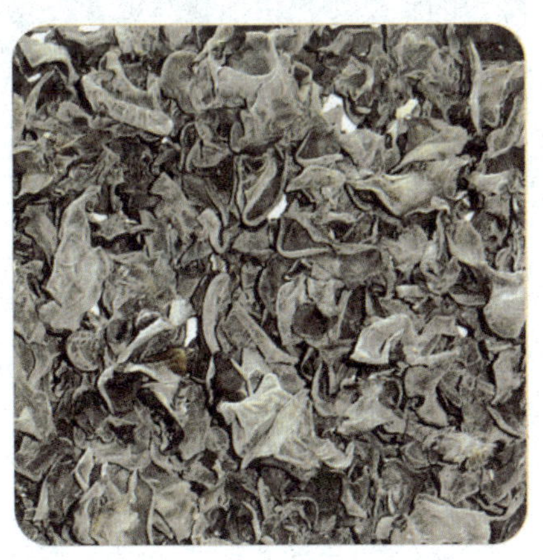
黑木耳

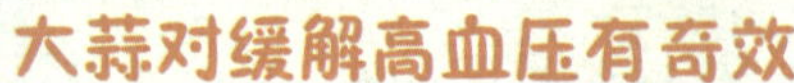

大蒜对缓解高血压有奇效

烹调美味佳肴，大蒜是不可缺少的调味品。它又具有很高的药用价值和保健价值，可调节血脂、抗栓溶栓、调节血糖、平稳血压、提高免疫力、消炎杀菌以及防癌抗癌，是极好的绿色天然药品。

澳大利亚阿德莱德大学的研究人员最新研究发现，食用大蒜对降低血压的效果足以与一些降压药物相媲美。他们调查并分析了 11 项全球性大蒜研究，结果显示，服用“蒜素”营养补充剂的高血压患者的高压平均降低了 8.4 毫米汞柱，低压平均升高 7.3 毫米汞柱。而且血压越高的患者，在服用该营养补充剂后，其血压降低的幅度越大。

食用大蒜降压，安全性高，无任何不良作用，可长期放心服用。另外，食用大蒜降压，很少出现血压骤降引起的不适反应，几乎在降压的整个过程中不会对患者造成任何危害，而且降压作用持续时间长，患者容易接受。

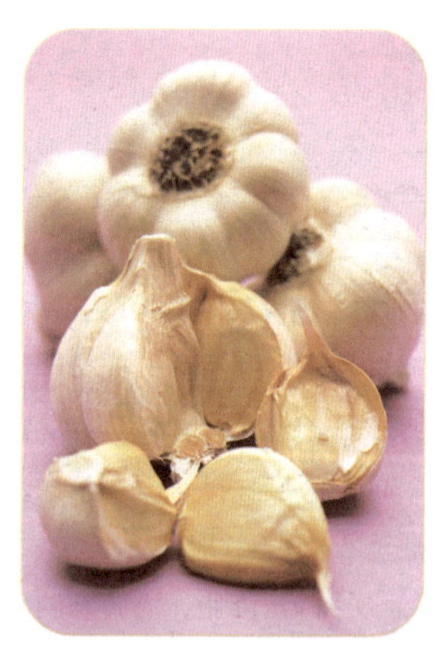

大蒜

【方法】每天吃 2 ~ 3 瓣大蒜是最简单的降压办法。研究调查表明，食用 600 ~ 900 毫克蒜泥，平均降压 11 毫米汞柱。

每天散步40分钟，放松身心·降血压

散步是一项简单而有效的锻炼方式，也是一种不受环境、条件限制且人人可行的保健运动。大量临床实践表明，散步也是防治高血压病的有效方法。通过散步可促进四肢及脏器的血液循环，调节神经系统功能，促进新陈代谢，调节人的情志，解除神经、精神疲劳，使人气血顺畅，脏腑功能协调，降低血压，减轻或消除头晕头痛、心烦急躁、失眠等症状。

专家表示，每天 1 次，每次 40 分钟，每分钟 60 ~ 90 步，就可以达到理想的降压效果。对于一部分人来说，没有时间散步是他们的最大问题。其实，也不一定要一次进行 40 分钟的长距离散步。患者可以挤出 10 分钟的散步时间，这里挤 10 分钟，那里挤 10 分钟，4 个 10 分钟的散步就可以轻松地解决问题了。

散步要保持正确的姿势，脚掌着地，抬头挺胸。如果弯腰会压迫胸部，影响心脏的正常功能。全身放松，缓步而行，以个人体力确定速度快慢和时间长短，顺其自然，不宜强求，以身体发热、微出汗为度。散步时间最好选择在饭后半小时；散步时衣服要宽松舒适，鞋要轻便，以软底鞋为好；散步场地以空气清新的平地为宜。

慢跑也能降血压，注重方式是关键

慢跑是一种有效的自然疗法，尤其适用于高血压病Ⅰ ~ Ⅱ期患者及临界高血压病的中青年患者。慢跑无需任何体育设施，也不要特殊技术指导，只要有平整的道路、清净的空气、合适的鞋子，就可以参加运动。

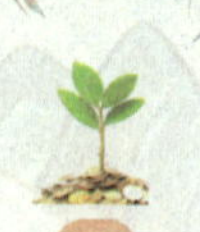

慢跑时的供氧比静止时多 8 ~ 10 倍，能使心脏和血管得到良性刺激，可有效地增强心肺的功能和耐力。通过适当的慢跑，可增强腿力，对全身肌肉，尤其对下肢的关节、肌肉有明显的锻炼效果。慢跑能减轻体重，降低血脂，有助于降低血压。同时也可提高机体代谢功能，调节大脑皮质功能，使人精神愉快，促进胃肠蠕动，增强消化功能，改变或消除高血压患者的头晕头痛、失眠等症状。

高血压患者在慢跑前应稍减一些衣服，做 3 ~ 5 分钟的准备活动。如活动一下脚、踝关节及膝关节，伸展一下肢体或做片刻徒手体操，之后由步行逐渐过渡到慢跑。慢跑时全身肌肉要放松，两手微微握拳，上臂和前臂肘关节屈曲成 90° 左右，上身略向前倾，两臂自然摆动，腿不宜抬得过高，身体重心要稳，呼吸深长而均匀，与步伐有节奏地配合，用前脚掌先着地而不能用脚跟着地。

慢跑应先从慢速开始，起初距离可短一些，要循序渐进。慢跑的速度和时间可根据具体情况灵活掌握，慢跑的速度一般以每分钟 100 ~ 120 米为宜；慢跑的时间可控制在 8 ~ 15 分钟。运动量以心率每分钟不超过 120 次，全身感觉微热而不感到疲劳为度。慢跑应选择空气新鲜、道路平坦的场所进行，不要在饭后立即跑步，也不宜在跑步后立即进食。慢跑后可做一些整理活动，及时用干毛巾擦汗，穿好衣服。

但在慢跑中若出现呼吸困难、心悸、胸痛、腹痛等症状，应立即减速或停止跑步，必要时可到医院检查诊治。另外，患严重高血压，经药物治疗血压仍在 180 ~ 130 毫米汞柱以上患者；已经发生心、脑、肾严重并发症的患者，如高血压性心脏病、冠心病、心绞痛；半年内发生过心肌梗死或冠心病伴有严重心律失常或心功能不全者，均忌进行慢跑运动。

每天骑车半小时，坚持就能降血压

骑车不但是一种很轻松的运动，而且还可以维持适合自己体力的运动速度。有条件的患者还可以选择健身脚踏车来进行运动。因为其运动负荷能够自在地调节，而且在训练中脉搏跳动的次数也会通过仪器自动地记录下来。因为骑车是坐着进行，所以会减少对腰和膝的负担，不用担心受伤的问题。

骑车是一种能改善心肺功能的耐力性锻炼，不仅能锻炼肌肉关节、减肥、匀称身材，而且能强化心脏、防止高血压，同时起到预防大脑老化，提高神经系统敏捷的作用。每次 30 ~ 60 分钟为宜，速度适中。

患有腰痛病的人，或是肥胖的人、年龄大的人，以及以往几乎不做运动的“运动初学者”，都可以采用这种方法。健身脚踏车可在室内进行，与天气和时间无关，随时都可以进行。可以一边聊天、看电视或录像带、听音乐、看书，或者做自己喜欢的事情，一边踩着健身脚踏车。

游泳降压很可行，每天游泳1000米

游泳是一项极好的运动项目。实验证明，游泳可以有效地缓解大脑的紧张程度，并能降低血管平滑肌的敏感性，有降低血压并改善动脉的作用，故适当游泳对防治高血压有益。专家建议，高血压患者每天游 1000 米为宜。

但是，游泳并不是对所有的高血压患者都有效。一般来说，原

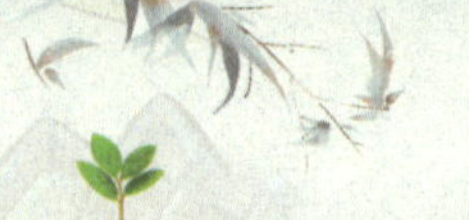

发性高血压Ⅰ期的患者，症状并不严重，若以前又是游泳爱好者则可以游泳。即使不会游泳的人，也可以适当学习游泳，以利于疾病的治疗和康复。但由于游泳的运动量较大，故每次游泳的时间不宜过长。有心脑血管并发症者（如高血压病Ⅱ～Ⅲ期），或即使是早期高血压患者，但症状比较明显时，最好不要游泳，以免发生脑卒中等危险。

按揉穴位，安全降血压

有2个穴位被证明降压效果非常好，这就是合谷穴和足三里穴。这2个穴位可以说是我们人体自身的“降压药”。采用正确方法按揉这2个穴位，可以安全有效地降压。

（1）按揉合谷穴

合谷穴是位于被称作“大肠经”的经络（生命能量的通道）上的穴位，对治疗高血压有良好的效果。特别是它的抑制脑神经兴奋的作用，在东方医学中被普遍使用。精神上的刺激、压力是造成高血压病的一个很重要的原因，刺激合谷穴，兴奋的神经就会得到抑制，从而可以达到降低血压的目的。

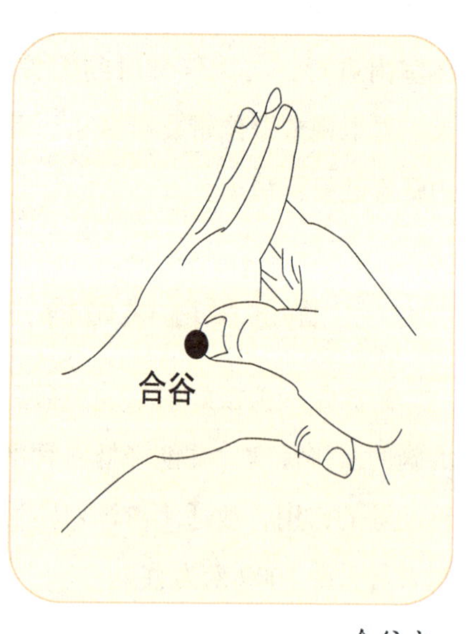

合谷穴

寻找合谷穴的方法很简单，

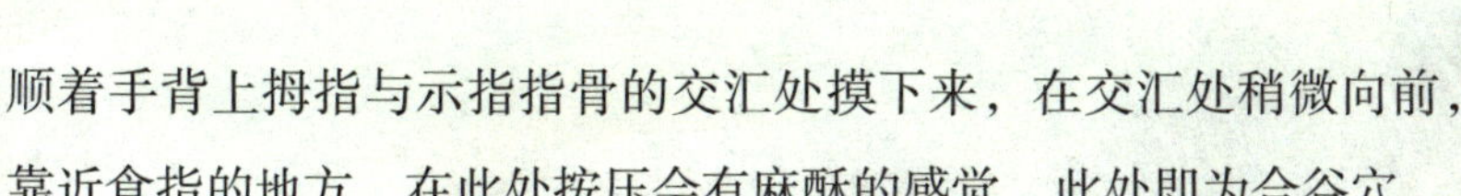

顺着手背上拇指与示指指骨的交汇处摸下来，在交汇处稍微向前，靠近食指的地方，在此处按压会有麻酥的感觉，此处即为合谷穴。

按压方法：用示指、拇指夹住合谷穴按揉。按揉时缓缓呼气，吸气时手不要动。左手上的合谷穴按揉 2 ~ 3 分钟，然后左右交换按揉 4 ~ 5 次。以此方法作为日常习惯，闲暇时即可依此法进行。

（2）按揉足三里穴

足三里这个穴位，自古以来就被认为是治百病、保健强身之穴的名穴之一。它可以调节胃功能，抑制神经兴奋，降低血压，一直用于治疗高血压病。

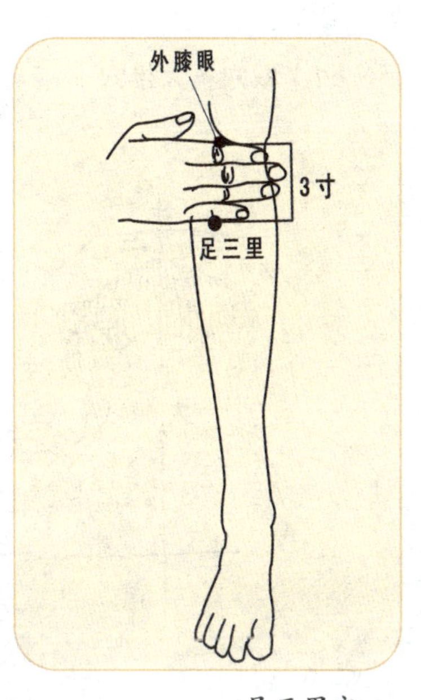

足三里穴

寻找足三里穴的方法：首先，屈膝，手指抵住胫骨自脚腕向上滑动，在快要接近膝部时，会摸到一块稍微突出的骨头，这块骨头靠下一点与膝部外侧的圆溜溜的骨头的连接线的中央，便是足三里穴的位置。按揉此穴，脚腕会有反应。

按揉此穴的技巧为吸气后缓缓吐气，在吐气时按揉穴位。吐气时，自主神经中的副交感神经处于主导位置，因此边吐气边按揉穴位更有益于血压的下降。

每天在两腿上反复操作 5 ~ 10 次，每次用适中的力量按压 3 秒即可。长期坚持此法，有益于改善睡眠，血压也会明显降低。

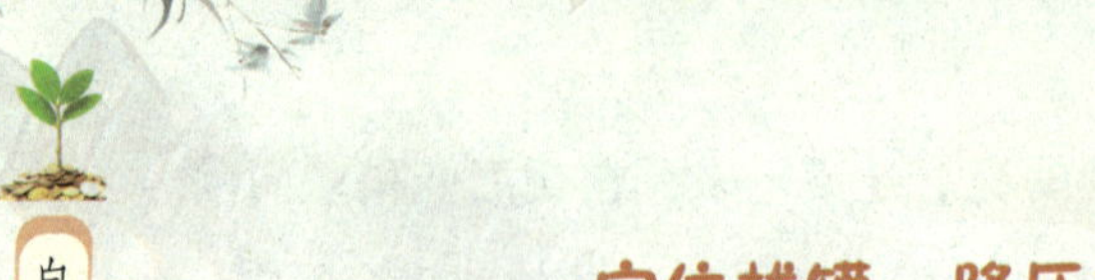

穴位拔罐，降压效果好

拔罐是中国独有的治疗方法，拔罐治病方法简便易行、效果明显，所以在民间经久不衰，深受患者的喜爱。拔罐疗法，不仅降压，还可调整情绪、清利头目。有的穴位自己就可操作，有的需要家人帮忙。

（1）取穴：大椎穴

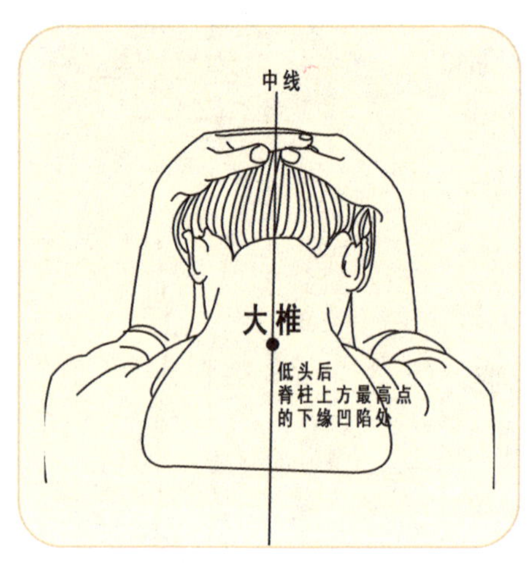

大椎穴

取定穴位时让患者正坐低头，该穴位于人体的颈部下端，第 7 颈椎棘突下凹陷处。若突起骨不太 明显，让患者活动颈部，不动的骨节为第一胸椎，约与肩平齐。

大椎穴常规消毒后，在穴位上用闪火法拔罐，留罐 10 ~ 15 分钟，一天 1 ~ 2 次，皮肤会出现紫红色瘀血。也可采用刺络拔罐法，就是用三棱针先点刺一下，再行拔罐。

（2）取穴：足三里穴（见 36 页图）

足三里穴位于外膝眼下四横指、胫骨边缘。找穴时左腿用右手、右腿用左手以示指第二关节沿胫骨上移，至有突出的斜面骨头阻挡为止，指尖处即为此穴。足三里能健脾和胃，促进食物的消化，因此可以治疗高血压。局部消毒后，用闪火法在穴位上拔罐，留罐 10 ~ 15 分钟，一天 1 ~ 2 次，局部会出现紫红色瘀血。

（3）取穴：太溪穴

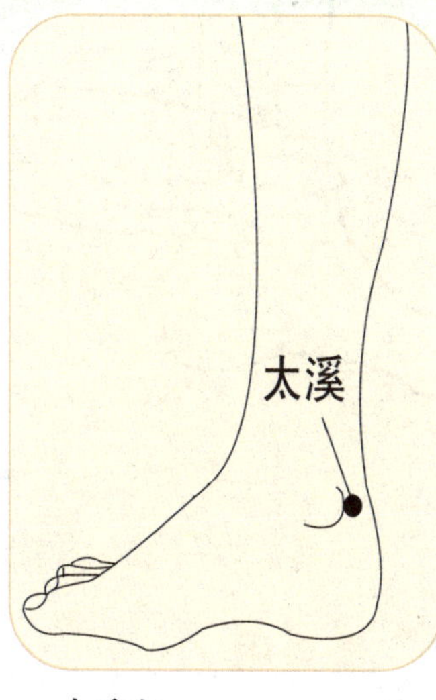

太溪穴

太溪穴位于足内侧，内踝后方与脚跟骨筋腱之间的凹陷处。也就是说在脚的内踝与跟腱之间的凹陷处。两侧对称，也就是两个太溪穴。拔罐刺激这个穴位可以滋肾阴、滋阴潜阳，因此可以治疗高血压。穴位消毒后，在上面用闪火法拔罐，留罐 10 ~ 15 分钟，一天 1 ~ 2 次，皮肤会出现紫红色瘀血。

（4）取穴：曲池穴

人体曲池穴位于肘横纹外侧端，屈肘，当尺泽穴与肱骨外上髁连线中点。取该穴道时，患者应采用正坐，侧腕的取穴姿势，曲池穴位于肘部，寻找穴位时曲肘，横纹尽处即肱骨外上髁内缘凹陷处。采用单纯拔罐法，留罐 20 分钟。

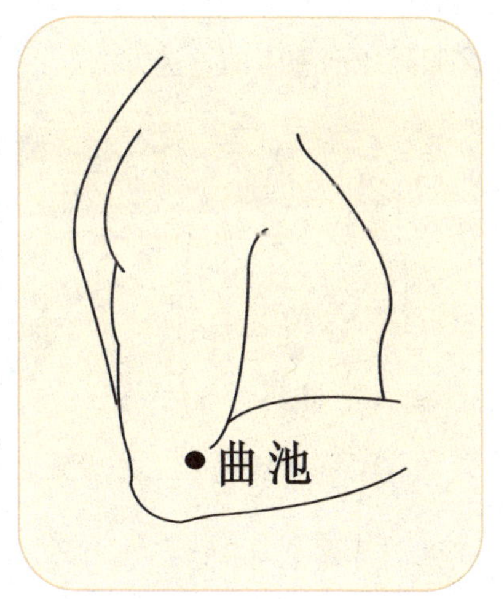

曲池穴

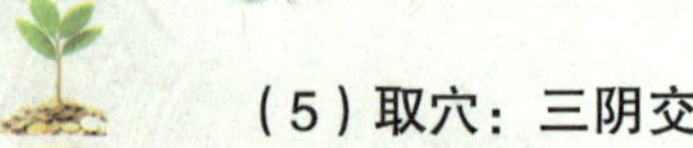

（5）取穴：三阴交穴

三阴交穴在内踝尖直上三寸，胫骨后缘，按压有一骨头为胫骨，此穴位于胫骨后缘靠近骨边凹陷处。采用单纯拔罐法，留罐 20 分钟。

对这些穴位进行长期坚持拔罐治疗，疗效显著。

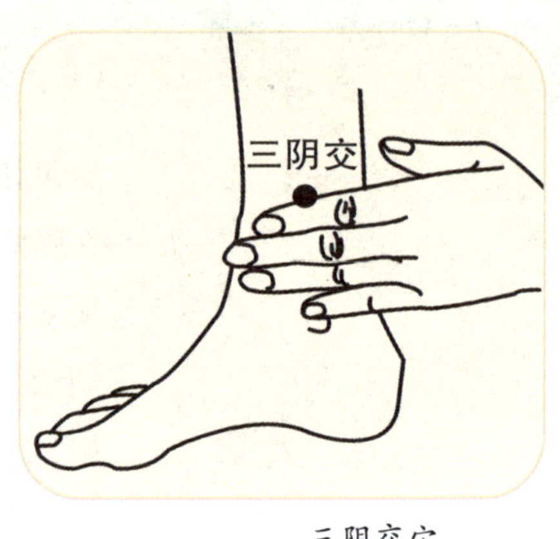

三阴交穴

治疗高血压，“敷贴”很管用

对病程较短的早、中期高血压病人而言，使用穴位敷贴法疗效较好。当然，此法对于严重的高血压病也能起到较好的缓解作用。此法简便易行，降压较快，而且没有不良反应，是体弱多病、不宜多服降压药患者的首选方法。

（1）蓖麻外敷涌泉法

将蓖麻仁捣烂，加少许面粉制成饼，敷于双足涌泉穴，用纱布包扎，胶布固定，一般每日换敷 1 次。此法可清火、降压，适用于各种类型的高血压病。

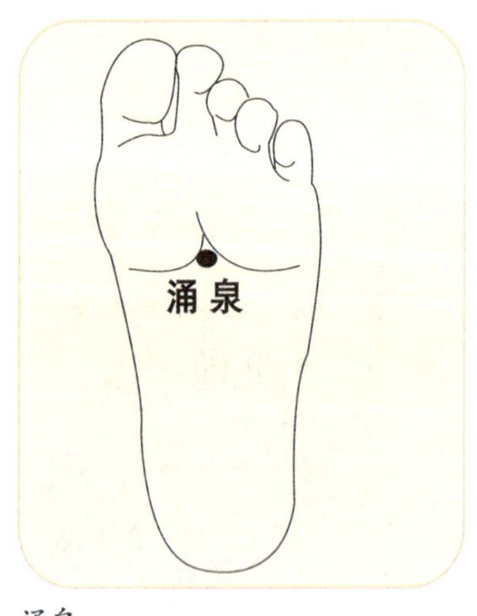

涌泉

（2）牛膝、川芎外敷神阙法

取具有益肝补肾、活血通络的牛膝、川芎，混合后研成细末，取仰卧位，并定准穴位，用乙醇（酒精）棉球将神阙穴擦干净，取细末 5 ~ 10 克放在穴位上，使细末贴稳，再用纱布和胶布固定，保持 3 ~ 4 天，10 次为 1 个疗程。

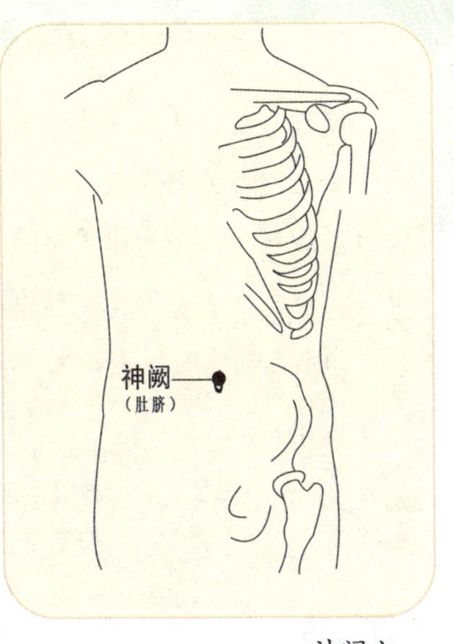

神阙穴

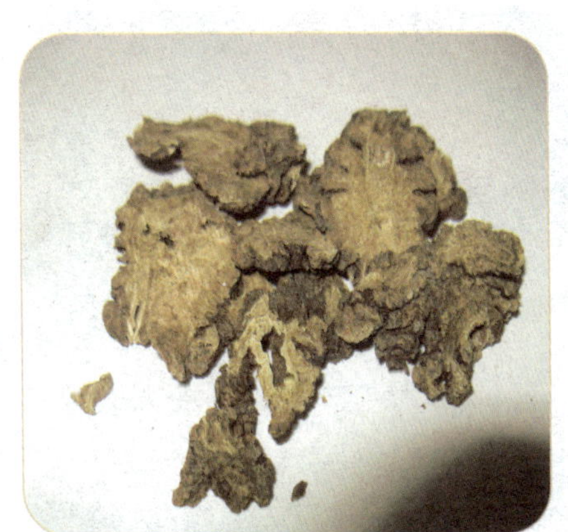
川芎

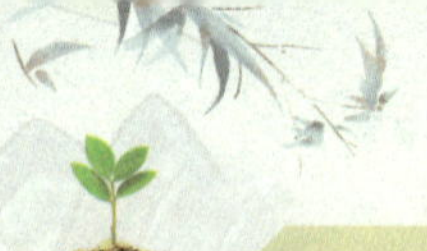

白菜有妙用，常吃防治糖尿病

糖尿病患者多吃一些低热量蔬菜对血糖控制是有利的。白菜不含淀粉和蔗糖，热量低，膳食纤维含量丰富，可有效调节体内脂肪代谢、抑制胆固醇在血管内壁的沉积及延缓餐后血糖升高。白菜中丰富的膳食纤维还能清除糖尿病患者在糖代谢过程中的自由基，对防治糖尿病有很好的作用。

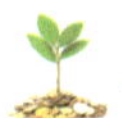

小方子

奶油白菜

【原料】鲜牛奶50毫升，大白菜心250克，盐5克，味精1克，植物油9毫升，淀粉5克，肉汤50毫升。

【做法】将白菜洗好，切成段，将油锅烧热后放入白菜和肉汤，烧至八成熟，放入盐和味精，用牛奶调匀淀粉，倒入锅中，搅匀烧开即可。

【功效】有助于增强自身免疫力。

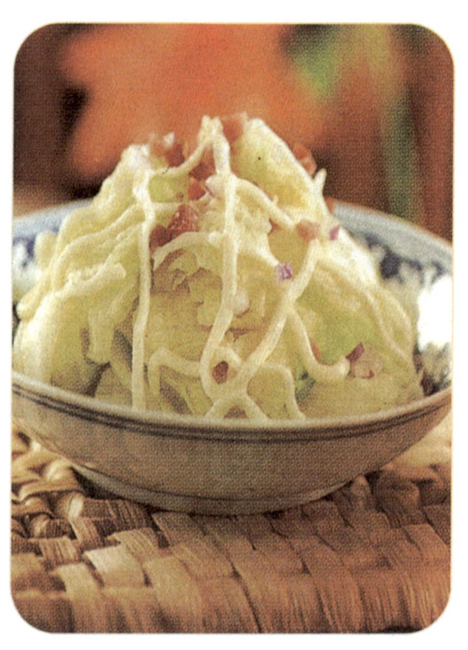

奶油白菜

西红柿炒圆白菜

【原料】西红柿 100 克，圆白菜 200 克，植物油 9 毫升，盐 5 克，蒜片 3 克。

【做法】将西红柿、圆白菜分别洗净，切成小块，油锅烧热后煸炒圆白菜，至八成熟时，放入西红柿、盐和蒜片，炒熟即可。

芝麻酱白菜心

【原料】白菜心 200 克，芝麻酱 10 克，酱油 3 毫升，醋 2 毫升，香菜 5 克，盐 4 克、香油 2 毫升。

【做法】将白菜洗净，切成丝，装入盘中，将调料放入碗中调匀，浇在白菜心上，吃时拌匀即可。

椒油圆白菜

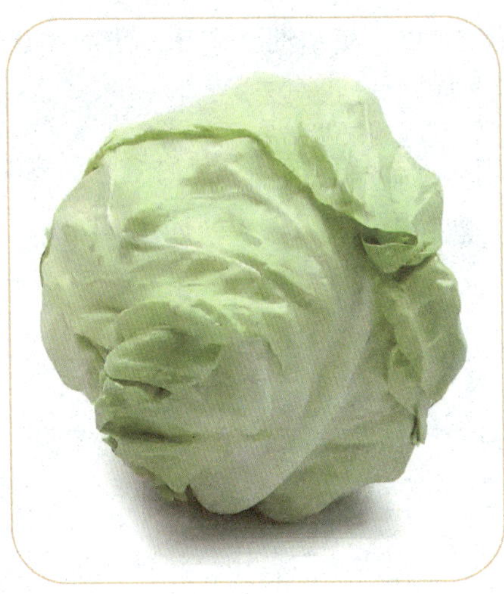
圆白菜

【原料】圆白菜 200 克，花椒 10 粒，盐 4 克，花生油 9 毫升。

【做法】将圆白菜洗净，切成细丝，放入开水中煮至八成熟时捞出，盛在盘中；将油放在锅中烧热，放入花椒，冒出烟气后速将椒油浇在圆白菜上，放上盐，拌匀即可食用。

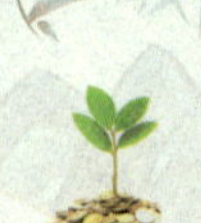

海米白菜心

【原料】海米10克，大白菜心200克，植物油，盐各1.5克。

【做法】将大白菜心洗净，切成细丝备用；将海米洗净，用温水泡发备用；热锅放油，待油烧至八成热，放入少许鲜姜及两种备料煸炒出香味，加入盐、味精即可。

冬菇烧白菜

【原料】冬菇5克，白菜200克，盐5克，花生油10克，味精1克。

【做法】用温水泡冬菇，去蒂洗净；将白菜切成段。将油烧热，放入白菜炒至半熟时放入冬菇、盐，加少许肉汤或温水，盖上锅盖烧烂，加味精调味即可。

青椒炒圆白菜

【原料】圆白菜200克，青椒50克，植物油9毫升，酱油5毫升，葱、姜各2克，盐4克。

【做法】把圆白菜、青椒分别切成细丝，油锅烧热后煸葱、姜，放入圆白菜炒至半熟，加入酱油、盐和青椒丝，旺火快炒几下即成。

白菜鸡翅

【原料】鸡翅50克，白菜100克，植物油3毫升，香油2毫升，盐1克。

【做法】将白菜洗净切成长条，入沸水氽熟备用；将鸡翅洗净，加酱油、盐、高汤煮熟，上色，捞出同白菜一起盛盘调味即可。

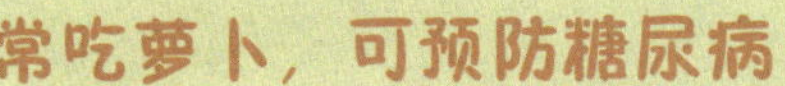

常吃萝卜，可预防糖尿病

萝卜含有丰富的维生素C、维生素A和B族维生素以及一定数量的矿物质、微量元素，如钙、磷、铁等，不仅营养价值高，而且具有清热化痰、消食通便、调节血压等功效，在改善冠心病、动脉硬化、糖尿病、贫血、便秘、干眼症等疾病上效果显著。

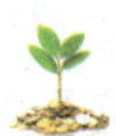

小方子

萝卜冬瓜汁

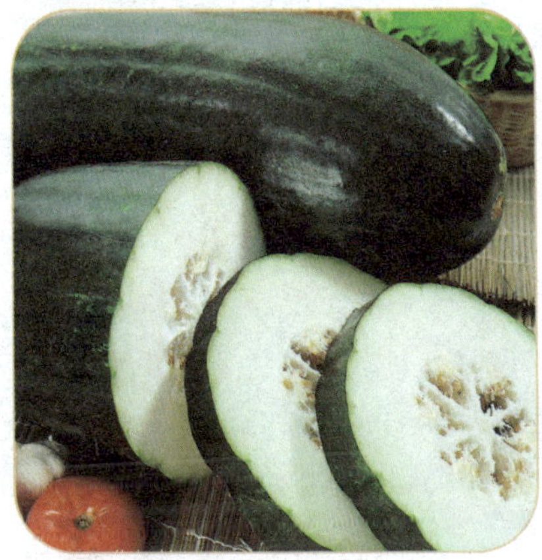

冬瓜

【原料】鲜芹菜、青萝卜各500克，冬瓜1000克，绿豆120克，梨2个。

【做法】先将芹菜洗净切段，冬瓜削皮，将芹菜和冬瓜一同放入锅中，加水略煮，用白纱布包住取汁；接着同绿豆、梨、青萝卜共同煮熟食用。

拌小萝卜

【原料】小萝卜250克，酱油10毫升，香油3毫升，醋3毫升。

【做法】将小萝卜洗净，用刀拍碎，盛在盘中，浇上酱油、醋、香油，拌匀即可。

香菜烧白萝卜

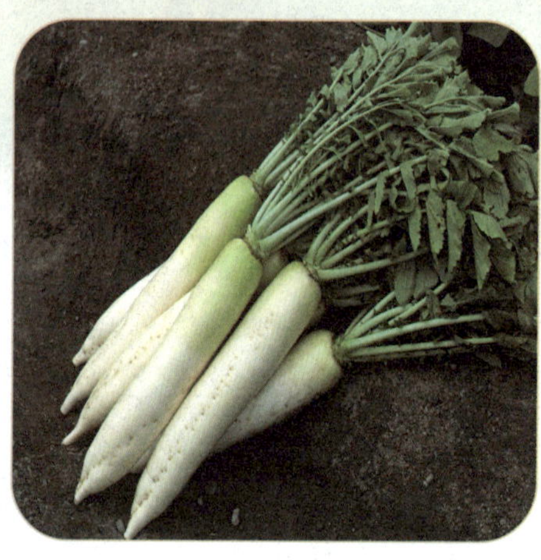

白萝卜

【原料】白萝卜 200 克，香菜 20 克，植物油、盐、姜丝各适量。

【做法】将白萝卜洗净，切成滚刀块备用；香菜摘去烂叶，洗净后切成段，油锅烧热后煸炒萝卜，稍加温水，用文火烧熟，放入盐、姜丝及香菜，炒匀即成。

胡萝卜汁

【原料】胡萝卜 2 根。

【做法】将胡萝卜洗净，放入榨汁机榨汁，不加热，不加佐料。

【功效】每次喝 30 ~ 50 毫升，每日 5 次。每 15 天为 1 个疗程，可连服 6 个疗程，一般 2 个疗程即有疗效。对缓解各种糖尿病症状，降低血糖、尿糖均有作用。

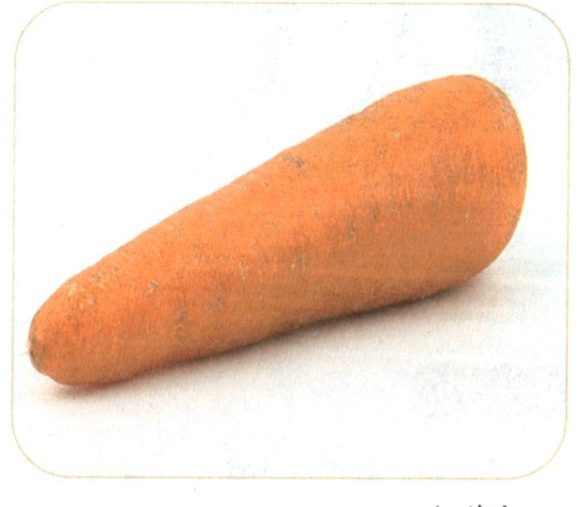

胡萝卜

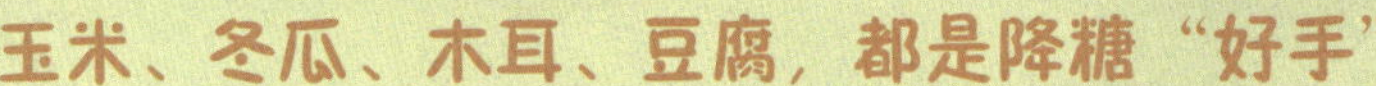

玉米、冬瓜、木耳、豆腐，都是降糖“好手”

糖尿病是一种顽症，患者不要以为有胰岛素和降糖药就万事大吉。为防止并发症糖尿病患者应该多吃一些有利于降糖的食物，这对糖尿病的治疗很重要。下面几种食物具有神奇的降糖效果，糖尿病患者不妨试试。

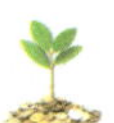

小方子

玉米粉粥

【原料】粳米 50 ~ 100 克，玉米粉 30 克。

【做法】粳米加水煮至米开花后，调入玉米粉，稍煮片刻服用。

【功效】适用于各种糖尿病患者。玉米含蛋白质、脂肪、糖类、维生素和矿物质。玉米油是一种富含多种不饱和脂肪酸的油脂，是一种胆固醇吸收抑制剂。长期食玉米粥可有效降糖降脂。

玉米须饮

【原料】玉米须 100 克。

【做法】取玉米须 100 克，以水煎服；或玉米须 30 克，猪胰 200 克，以水煎服。

【功效】适用于糖尿病患者。

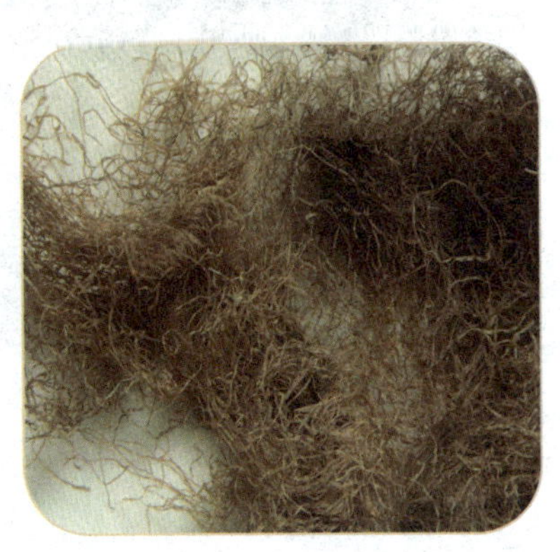

玉米须

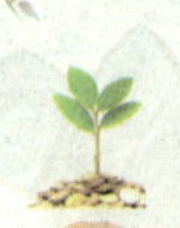

玉米须海带汤

【原料】玉米须 150 克，海带 30 克。

【做法】将海带放水中泡发，泡好后捞出洗净切成丝。将玉米须漂洗净，装入纱布袋内扎口。两料同入砂锅内，加水以大火煮 30 分钟，取出玉米须袋即可食用，饮汤吃海带。早、晚各 1 次。

【功效】清热解毒，生津止渴，化痰软坚，降低血糖和血压。脾胃虚寒而便溏者不宜服用此汤。

冬瓜鸭粥

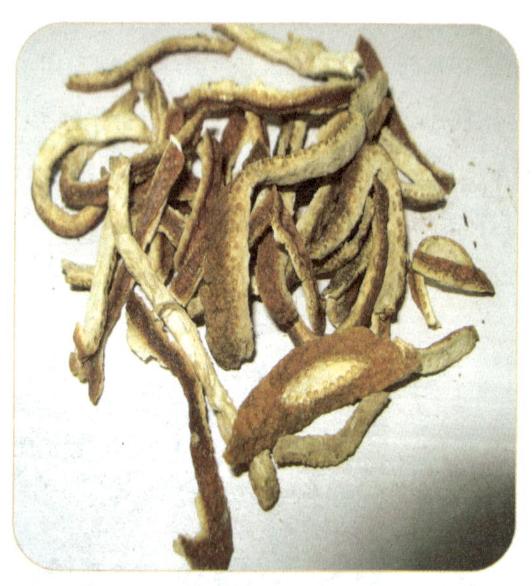

陈皮

【原料】冬瓜 1 个，光鸭 1 只，大米 200 克。

【做法】油热后，将光鸭放于油锅煎爆至香，用葱、姜调味，入粥煮烂捞起切片。食鸭服粥。

【功效】适用于糖尿病和高血压患者。

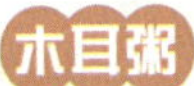

木耳粥

【原料】银耳 10 克（或黑木耳 30 克），粳米 100 克，大枣 3 枚。

【做法】先将银耳入清水中浸泡，将粳米、大枣入锅加水，煮熟后加入泡发好的银耳，一同煮粥至银耳熟即食。

【功效】适用于糖尿病和心脑血管病患者。此粥虽降糖效果不错，但木耳有破血作用，孕妇慎用。

白木耳莲子羹

【原料】莲子 30 克，红枣 20 克，桂圆肉 10 克，泡发的白木耳 5 克。

【做法】所有原料放入锅中加清水适量，煮成羹。

【功效】增强免疫力，润肺养颜。

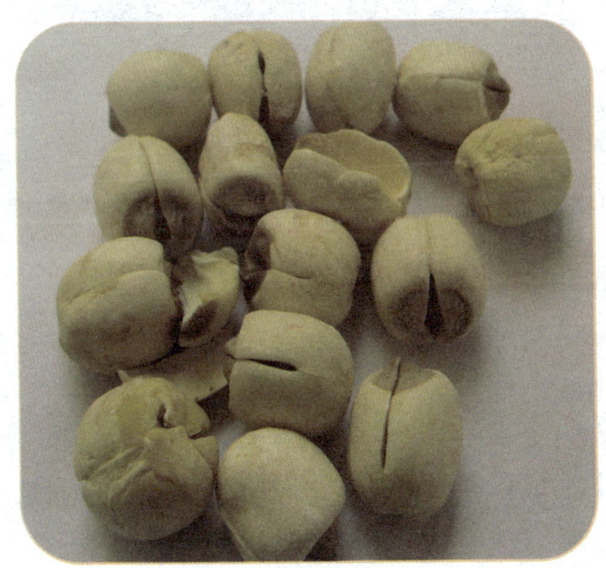

莲子

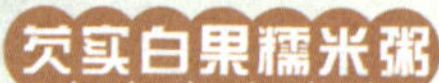

芡实白果糯米粥

【原料】芡实 30 克，白果 10 个，糯米 30 克。

【做法】白果去壳，洗净；芡实、糯米洗净。把全部用料放入锅内，加水适量，煮成粥。

【功效】固肾补脾、泄浊祛湿。

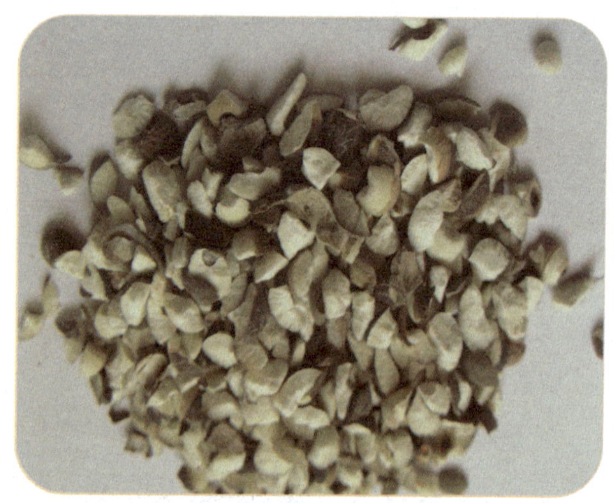

芡实

花生冬菇猪脚汤

【原料】猪前脚 1 只（约 250 克），花生米 100 克，冬菇 20 克，精盐等适量。

【做法】花生米、冬菇去蒂，洗净；猪脚去毛、甲，洗净，斩块。把全部用料一齐放入锅内，加清水适量，大火煮沸后，改文火煮至花生米、猪脚烂熟，调味即可。随量食用或佐餐。

【功效】滋阴润燥、宁心安神。

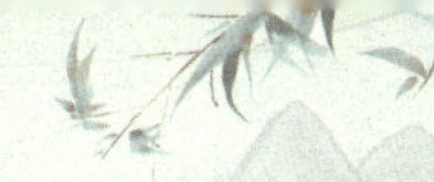

黄瓜炒牛肉，对付糖尿病

黄瓜中的黄瓜酶生物活性很强，可有效地促进机体的新陈代谢。牛肉含脂肪少，营养丰富。黄瓜炒牛肉，这是一道很适合糖尿病患者饮食设计的家常菜。

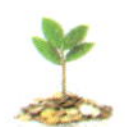

小方子

【原料】黄瓜200克，牛肉150克，红萝卜10克，蒜末5克，生姜3克，精盐、味精、上汤、生抽、麻油、胡椒粉各适量。

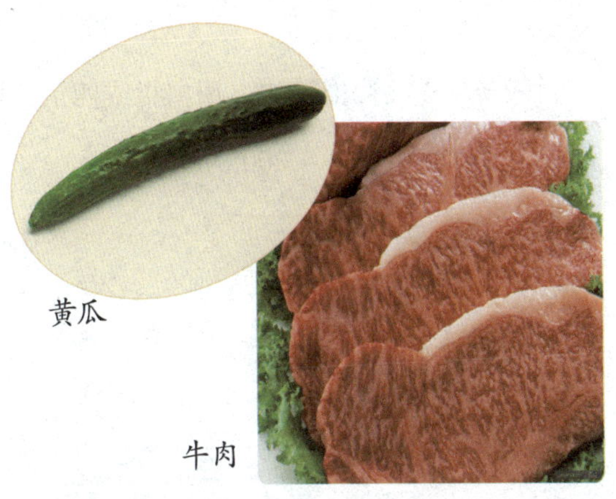

黄瓜

牛肉

【做法】把牛肉洗净后放入冰箱冷冻片刻，取出切成片，注意要切得像纸一样薄，再切成约5厘米长、1.2厘米宽的小片；把切好的牛肉片，加上芝麻油、酱油、精盐、糖和胡椒粉，用手抓匀，使味渗进牛肉中；黄瓜洗净切成片，红萝卜洗净切成花，生姜切成片，蒜拍成末备用；锅烧热，放入油，油热放入黄瓜片，加少许上汤，调入少许盐、味精，炒至八成熟，铲起待用；炒锅烧热，放入油，油热下蒜末、姜片、红萝卜炒出香味，放入牛肉，加入料酒及剩余上汤，调入上述调味料，将牛肉滑炒至熟，加入黄瓜炒均，用湿生粉勾芡，盛碟即成。

【功效】提高免疫力。

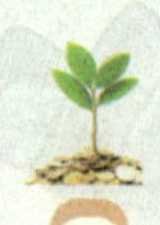

按摩轻松降血糖

采用按摩治疗糖尿病，无创伤、无痛苦、无不良反应，是一种自然的养生祛病方法。对于喜欢便利的现代人来说，按摩是一种简单、直观、便于操作的治疗手段，不受时间、地点和条件的限制，而且不会占用太多的时间，十分实用。

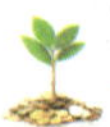

小方子

【开天法】又称推天法，用拇指或四指并拢，从印堂穴往后推过百会穴。每回推 100 ~ 300 次。

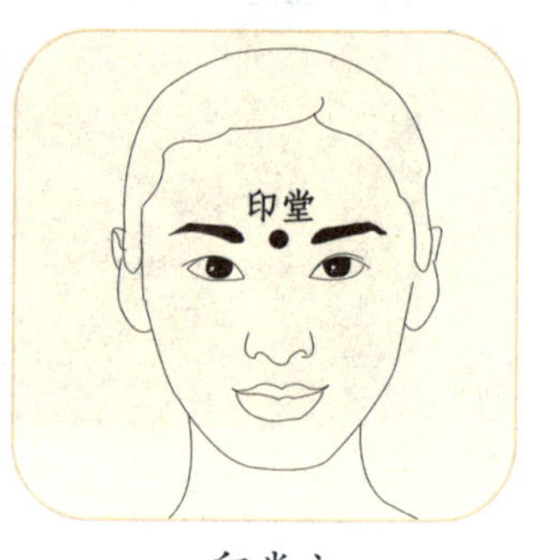

印堂穴

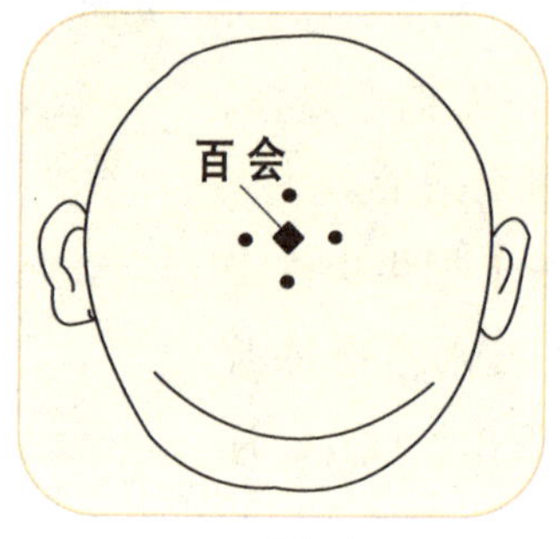

百会穴

【分顺法】拇指从攒竹穴往左右分开，轻轻用劲往颞部方向推，推到太阳穴，再往下至耳前听宫穴即可。连续 100 ~ 300 次。

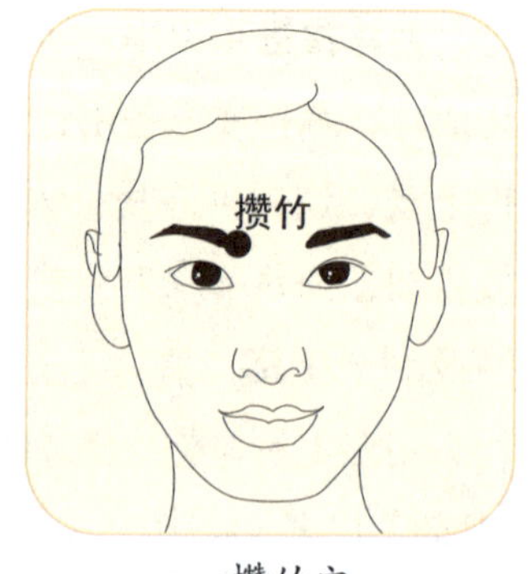

攒竹穴

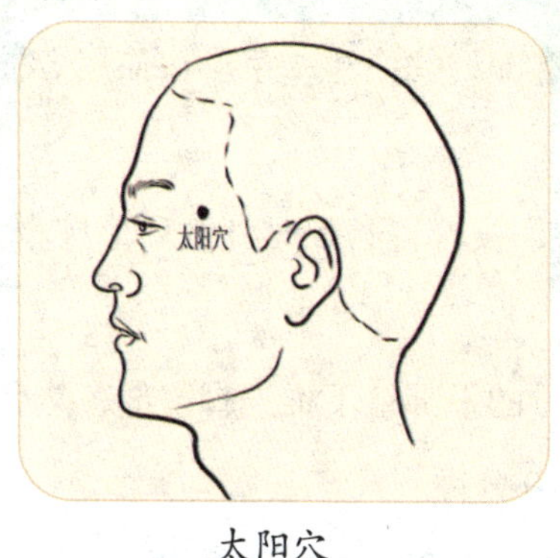

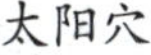
太阳穴

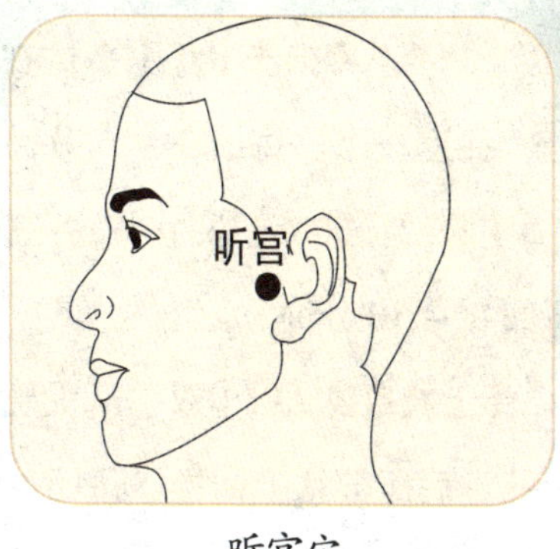

听宫穴

【展翅法】拇指尖压在风池穴上，其他四指自由摆动，犹如仙鹤展翅，微微用力。每回 200 ~ 300 次。

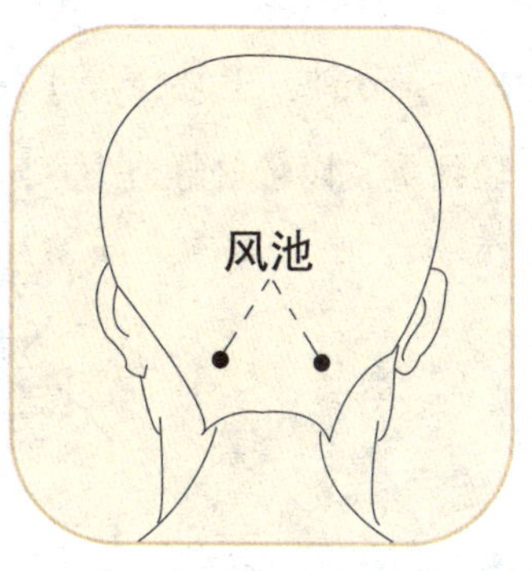

风池穴

【拿顶法】用手指紧紧按着头的顶部，微微颤动。每回 300 ~ 500 次。

【钻法】拇指或中指尖紧压某一穴位，微微用力，犹如钻石钻。常用穴位为攒竹穴、太阳穴、睛明穴、迎香穴、风池穴。每回 250 ~ 300 次。

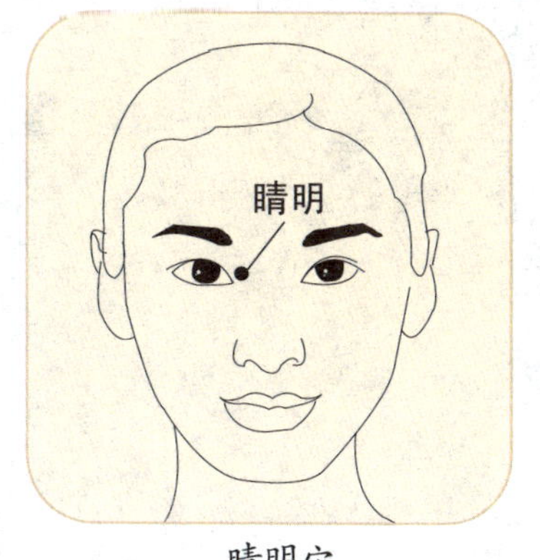

睛明穴

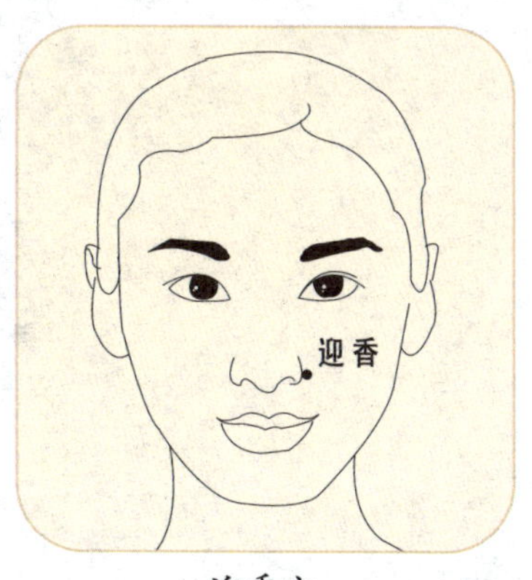

迎香穴

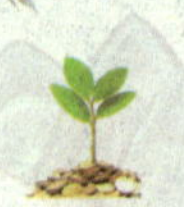

【胸部八字推法】双手平放在胸廓上，往两边八字形徐徐用力推开，往返按摩。每回 3 ~ 5 分钟。

【腹部环推法】双手平放在腹部，按着胃肠顺时针做环形按摩。每回 5 ~ 10 分钟。

【上肢自我回推】双手从大腿内侧的根部往下推到脚腕部，然后再从足后跟部往上回推。每回 5 ~ 10 分钟。

【按足三里】双手拇指的尖部按在足三里穴上，徐徐用力。每回 1 ~ 3 分钟。上述按摩 1 ~ 2 次 / 天，每次 15 ~ 30 分钟。手法由轻到重，以轻松舒适为宜。

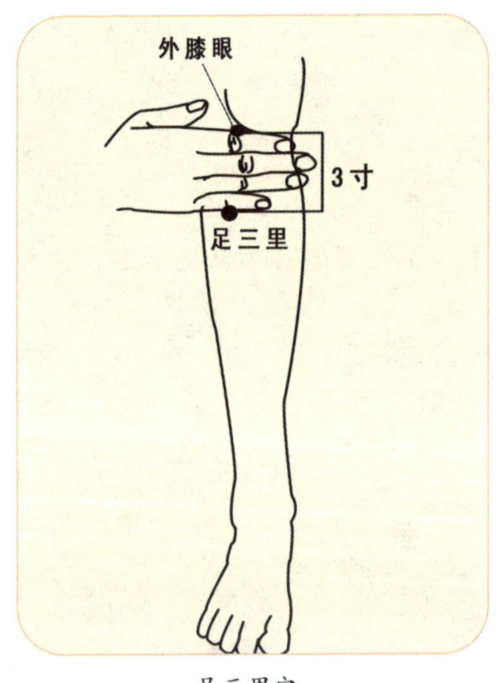

足三里穴

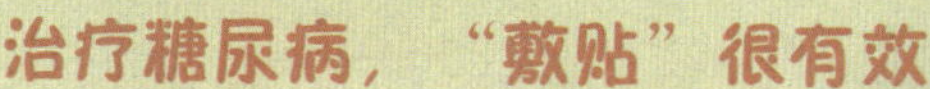

治疗糖尿病，“敷贴”很有效

用穴位敷贴疗法治疗糖尿病属内病外疗法，它是通过将一定材料敷贴于患者穴位或局部肿胀处达到治病的目的。本治疗方法操作简便，疗效显著，价格低廉，且无明显不良反应。

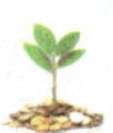

小方子

贴仙人掌法

【原料】鲜仙人掌适量，荷叶 1 张。

【应用】将仙人掌洗净，择去毛刺，捣烂成泥，做成饼状，贴于患处肿胀明显处。荷叶可外置包裹仙人掌泥，使其不易脱落。每日可贴 1 ~ 2 次，至红肿消失为止。

【功效】本方可以治疗糖尿病感染、疮疡、痈肿初起。

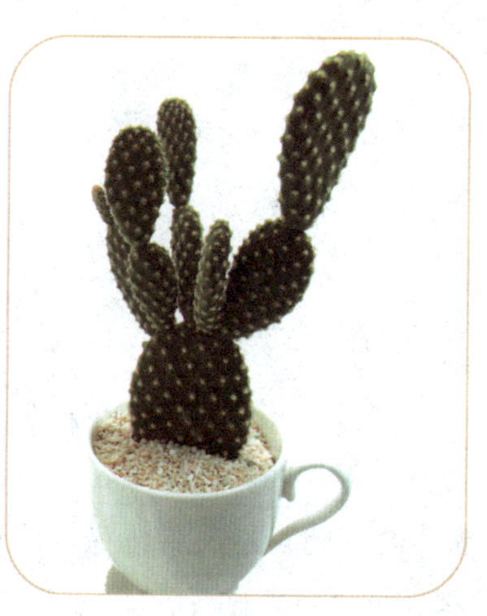

仙人掌

贴玉簪叶法

【原料】鲜玉簪叶 5 ~ 6 片。

【应用】使用时先用清水洗净足部，将鲜玉簪叶两片在临睡前遍贴足趾肿胀处，外穿宽松袜子，或用纱布将足部轻轻包裹，可止痛消肿，连贴数日可痊愈。

【功效】清热燥湿，消肿止痒。本方可以治疗糖尿病合并足癣者，症见足趾肿痛、奇痒、难以伸屈者。

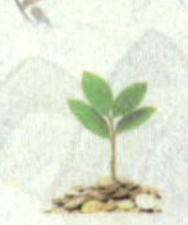

好吃的几款降脂美食

高血脂是一种顽固性疾病，不是一朝一夕就能治好的。食疗是治疗高脂血症的关键所在，若饮食得当，并能长期坚持，往往会收到意想不到的效果。

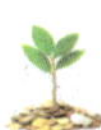

小方子

素烧冬瓜

【原料】冬瓜200克，植物油、精盐、葱花、味精各适量。

【做法】将冬瓜去皮、去瓤、去子，洗净切成长方块。植物油烧热后放入冬瓜块煸炒，加精盐和适量水，煮烂后再重新调味。

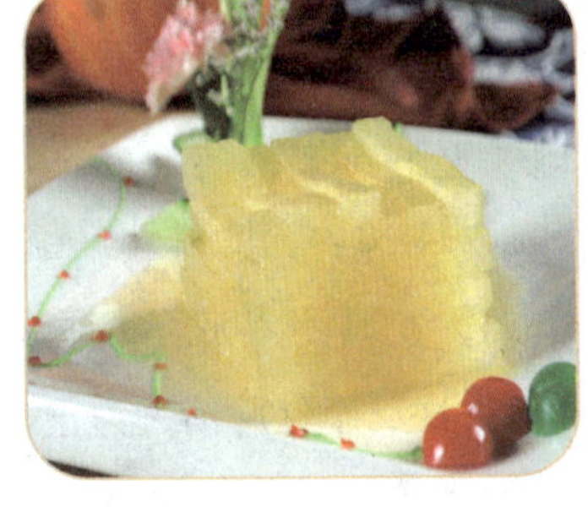

素烧冬瓜

【功效】此菜是高脂血症、体形肥胖者的理想佳蔬，经常服食，可利水消肿、降脂减肥。

芹菜黑枣汤

【原料】水芹菜500克，黑枣250克。

【做法】将黑枣洗净去核，将芹菜洗净切段，锅内放适量清水，将黑枣与芹菜段同放入锅内煮汤。

【功效】补肝益肾、降压降脂。此汤适用于肝肾不足、虚阳上亢型的高脂血症。

山楂黄精粥

【原料】山楂15克，黄精15克，粳米100克。

【做法】将山楂洗净去核，将黄精洗净，将山楂与黄精一同煎，煎好取浓汁去渣，放入粳米煮粥，粥将熟时加入白糖调味即可。

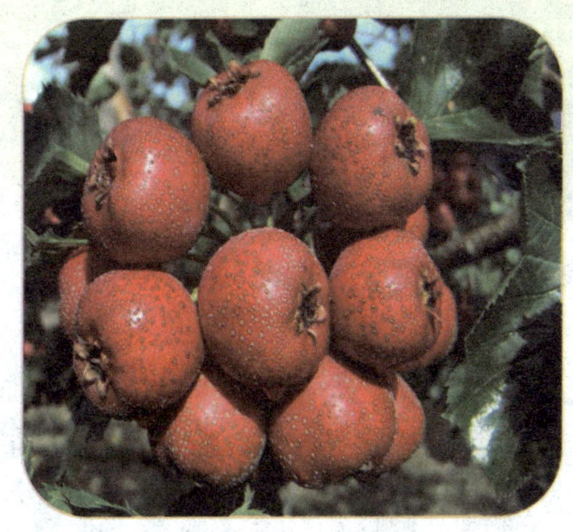

山楂

【功效】此粥健脾祛瘀，降血脂，适用于胸闷刺痛，头痛，肢体麻木，舌隐紫或有紫斑，脉细涩的患者。

虾仁豆腐

【原料】虾仁10个，嫩豆腐1块，小香葱1根，食盐、料酒、淀粉、食用油、番茄酱、白糖、香油各适量。

【做法】虾仁开背去沙线洗净，加食盐、料酒腌制3分钟。嫩豆腐切块。小香葱切碎。锅里放水烧开，放入虾仁小火汆熟，捞出备用。炒锅烧热倒油，油热后放番茄酱炒出红油，加入适量清水烧开，加入食盐、白糖，放入豆腐块，大火煮开，再放入虾仁，小火煮3分钟，用水淀粉勾芡，撒上香葱碎，出锅装盘。

【功效】清淡爽口，易于消化，低脂肪，具有降血脂、降低胆固醇的功效。

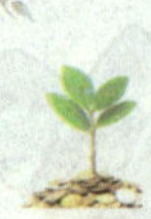

香菇，餐桌上的降脂佳品

香菇是天然的“降脂药”，其含有的香菇嘌呤等核酸物质，可有效促进胆固醇分解，因此长期吃香菇能降低总胆固醇及三酰甘油。

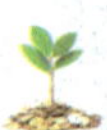

小方子

香菇清汤

【原料】新鲜香菇10个，调料适量。

【做法】将鲜香菇洗净，泡水捞干，用油炸，冷却后放入锅中加水，小火煮15分钟，不加盐或加少许盐和调料食用。

【功效】此汤清淡香醇，早晨空腹适量饮用此汤，可有效降低血脂。

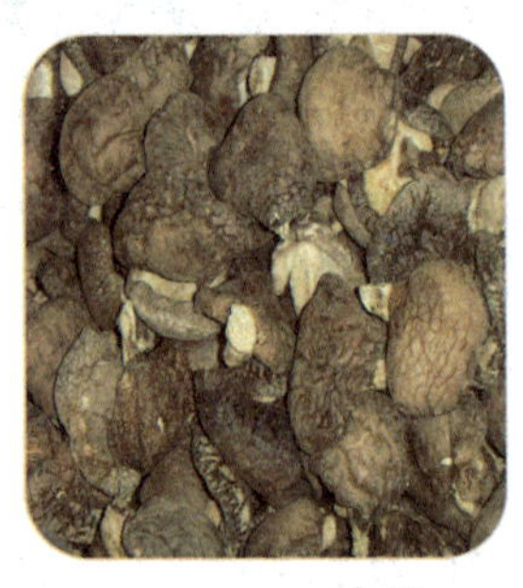

香菇

香菇炒芹菜

【原料】香菇100克，芹菜200克，盐、醋、酱油、味精、干粉各适量。

【做法】香菇去蒂切成片。芹菜洗净，切成2厘米长的段，加盐拌匀待10分钟，用清水漂洗，滤干待用。醋、味精、淀粉混和后装在碗里，加50毫升水成芡汁待用。炒锅烧热后，倒入30克油，油热后放入芹菜煸炒2～3分钟，再放入香菇片迅速炒匀，然后加入酱油稍炒，淋入芡汁，速炒起锅即成。

【功效】平肝清热、益气和血，有降脂、利尿等作用，可防治脂肪肝和肝阳上亢之头痛、眩晕等症。

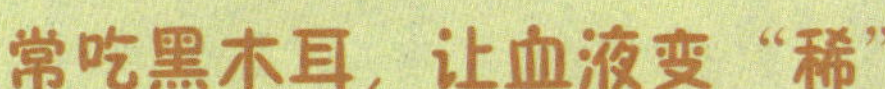

黑木耳状如耳朵，素有“素中之荤”之称，有降低血黏度、减慢血小板凝聚和防止血液中胆固醇沉积的作用。常吃黑木耳，可以有效降低胆固醇。

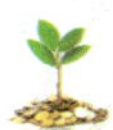

小方子

黑木耳薏米粥

【原料】黑木耳 15 克，薏米 100 克，红豆 50 克，大枣 5 枚。

【做法】将薏米、红豆浸泡 4 小时后入锅，加少许面碱，以便煮烂；用大火煮沸，放进大枣，改小火慢熬；待粥成稠状后，把泡开的黑木耳撕成碎片放入，熬 5 分钟后即可食用。

黑木耳豆腐汤

【原料】黑木耳 10 克，嫩豆腐 250 克，胡萝卜 30 克，水发香菇 150 克。

【做法】将黑木耳用温水泡发，泡好后洗净，去蒂部硬结，撕成小块备用；将豆腐切成小块，胡萝卜、香菇洗净切成小丁备用。锅烧热后加入鲜汤一碗，把黑木耳、胡萝卜、香菇倒入，加姜、葱、盐，水烧沸后放入豆腐、味精，淋上麻油即可。

【功效】此汤适用于各型高脂血症者，既能益中气、除湿浊、通大便，又可软化血管、降血脂、降血压，老年人经常服用可达到预防和治疗心脑血管疾病的双重作用。

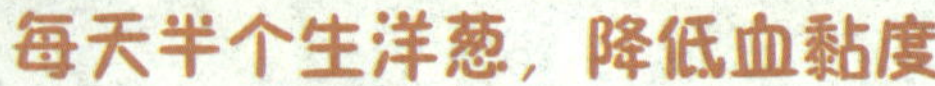

每天半个生洋葱，降低血黏度

血液黏稠是一种常见病，多发病，容易诱发血栓，从而使患者出现头晕、头痛、头脑不清醒等症状。洋葱富含的前列腺素 A 具有扩张血管，抑制血小板聚集、防止血栓形成、降低血黏度的功效。每天只要吃半个生洋葱，就可有效降低血液黏稠度，使血液循环更流畅，身体更健康。

【吃法】剥去洋葱皮，取内部鲜嫩部分生吃即可。

需要注意的是，生洋葱不宜与海带、海鲜以及葱姜蒜等辛辣食物同食。海带、海鲜等含有丰富的碘和钙，它们与洋葱中的草酸结合可以形成草酸钙结石；辛辣食物和洋葱一起吃会刺激胃黏膜。眼病患者、肾病患者、胃肠不适患者不宜食用生洋葱。

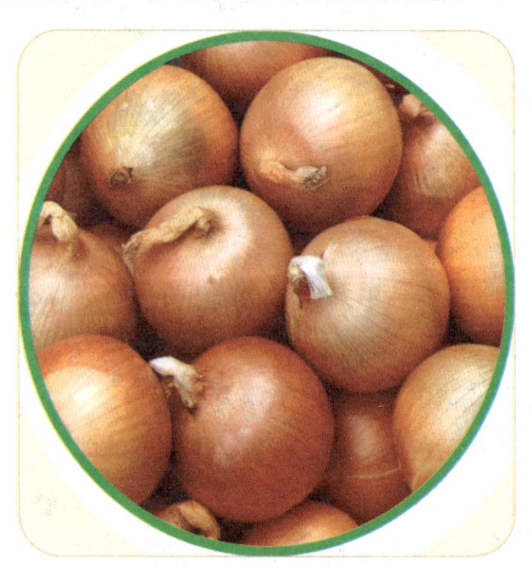

洋葱

常喝减脂茶，降脂效果好

实验证明茶叶对动脉粥样硬化有较好的预防作用，同时能有效降低血脂。这是因为茶叶中含有大量的茶多酚和维生素C，维生素C能促使胆固醇排出体外，而茶多酚能促进脂类物从粪便中排出。此外，绿茶中含有的叶绿素又有降低血液中胆固醇的作用。

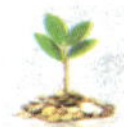

小方子

减脂茶

【原料】绿茶、山楂、荷叶各等量。

【做法】制成茶剂，每次10克，每日2～3次，开水冲泡或煎服。

【功效】降脂减肥，防止冠心病。主治高血脂、肥胖症。

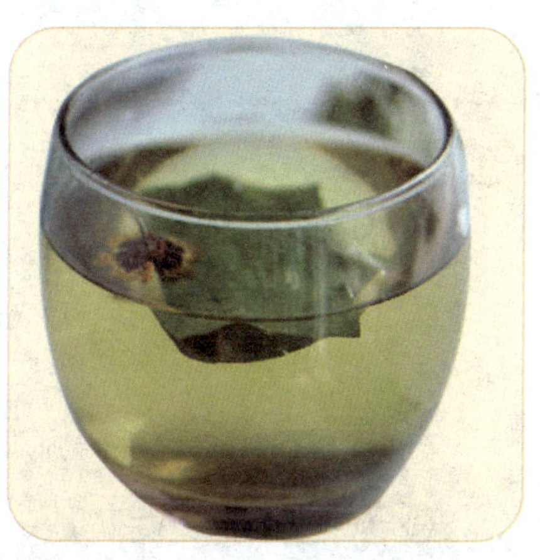

减脂茶

乌龙决明茶

【原料】决明子2克，荷叶6克，乌龙茶6克。

【做法】将荷叶洗净切成细片备用；将决明子放入锅中炒干；将乌龙茶与决明子、荷叶一同放入杯中，冲入沸水，盖上盖焖约10分钟即可。

【功效】可有效降低过高血脂。

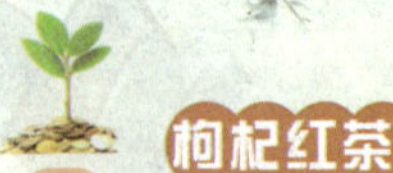

枸杞红茶

【原料】红茶4克，枸杞子5克。

【做法】将红茶与枸杞子一起放入杯中，冲入沸水约10分钟即可。

【功效】可有效地降低血脂，改善视物模糊症状，延缓衰老。

【功效】消脂减肥，益寿。

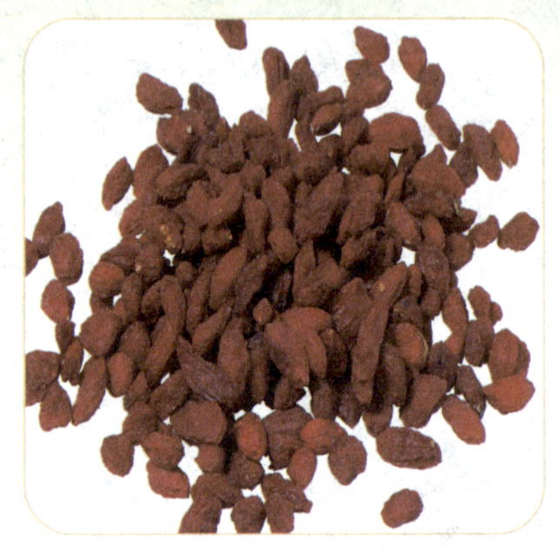

枸杞子

南瓜茶

【原料】南瓜200克。

【做法】将南瓜切成小块，放入锅中，加适量水煎煮30分钟。取汁喝。

【功效】可有效降低血脂、血压。

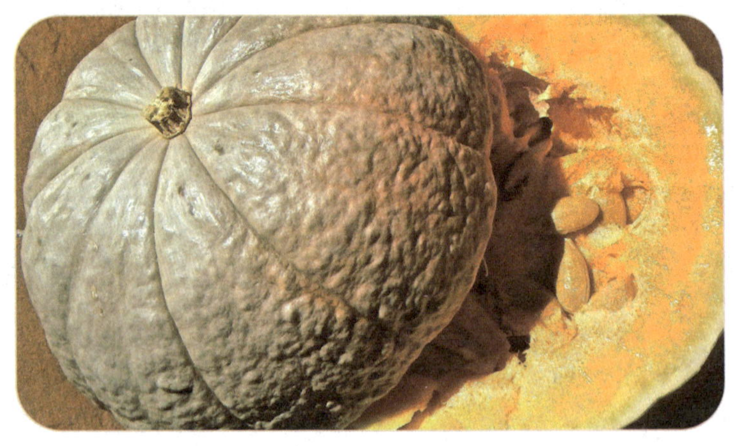

南瓜

茉莉玫瑰茶

【原料】玫瑰花5克，茉莉花5克，绿茶10克。

【做法】将玫瑰花和茉莉花洗干净后连同茶叶一同放入杯中。冲入沸水，焖约10分钟即可饮用。

【功效】可有效地活血，帮助降低血脂。

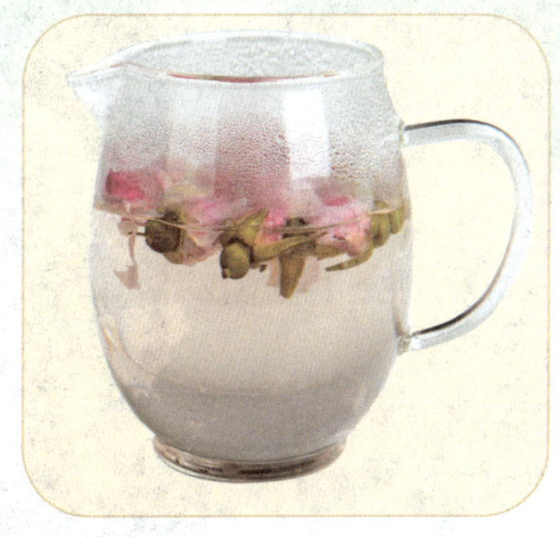

茉莉玫瑰茶

薏苡仁山楂茶

【原料】薏苡仁25克，山楂15克，冰糖适量。

【做法】将薏苡仁、山楂一起洗干净放入锅中，注入清水，煎煮成浓汁。加入适量冰糖即可。

【功效】清热解毒，可改善高脂血症的症状。

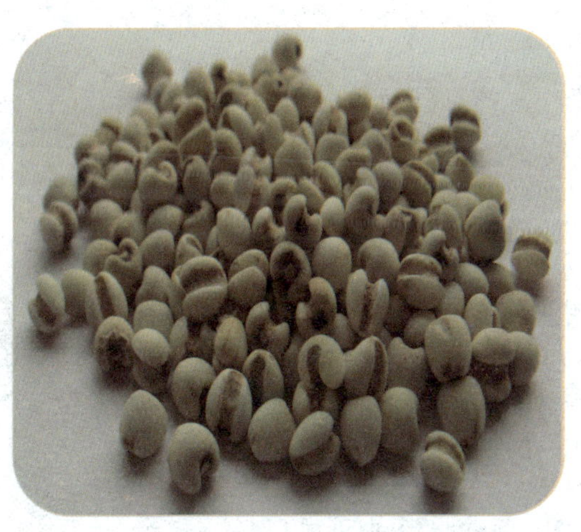

薏苡仁

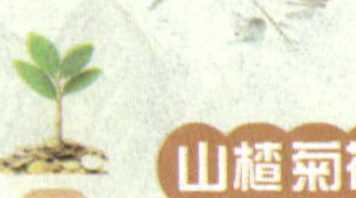

山楂菊花茶

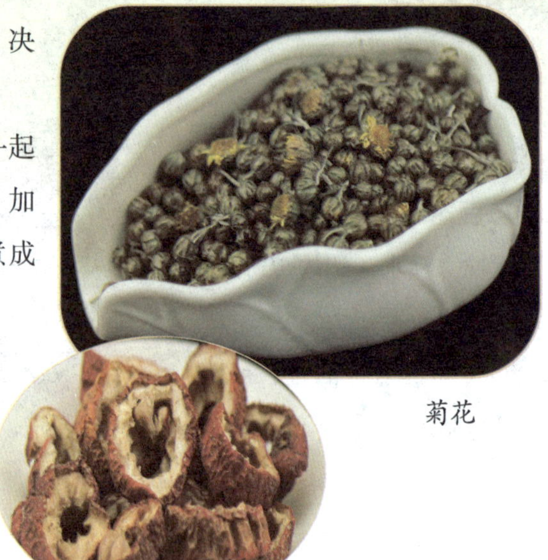

菊花

山楂

【原料】山楂、菊花、决明子各 15 克。

【做法】将 3 种材料一起洗干净，放入锅中，加入清水，把材料煎煮成浓汁。

【功效】可有效地降低血脂，改善血脂过高的症状。

何首乌人参茶

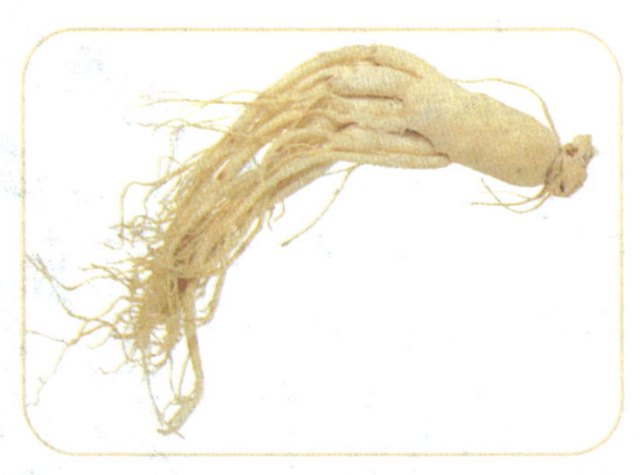

人参

【原料】何首乌 20 克、人参 20 克、蜂蜜适量。

【做法】将人参与何首乌一起放入杯中，冲入沸水泡约 10 分钟，加入适量蜂蜜调匀。

【功效】可改善血脂过高的症状，并可改善血液循环。

爬楼梯代替乘电梯，坚持不懈降血脂

爬楼梯是一种向上攀登的步行，它较之一般步行所做的运动强度要大得多。爬楼梯能够明显地增强心肺功能，不仅可增强下肢肌力、提高骨关节活动功能，而且对消化系统、内分泌系统也有明显的增强作用。

实践证明，每天坚持爬楼梯，尤其是下楼梯，能很好地锻炼人身上主要以糖类为热量的白肌肉。就算你不爬楼梯时，身体也会不断消耗糖，这样就不易得高血糖了。

中青年及老年高脂血症患者可采用爬楼梯的方式锻炼。对于老年人来说，由于爬楼梯的运动量比步行大，中间可适当休息片刻。为防止摔倒可抓住扶手爬上爬下，这样爬的时间可控制在10分钟以内。爬的速度无论是快是慢，降低高血糖的效果都是没有差别的。注意，每次的运动量以不引起过度疲劳为宜。

如果你家住2楼，你可以爬10个来回，分3～4次进行，每次往返3次。没有运动习惯的人，一下子要爬10个来回，可能会损害身体。所以，可以先从两三个来回开始，习惯后再增加次数。如果你是心脏病患者，那先别急着爬楼梯，先去做做运动负荷心电图检查，问问医生这项运动对你来说是否安全。

跳跳迪斯科，时尚、放松又降脂

跳舞是一种主动的全身运动，我国古代就有记载，说“作为

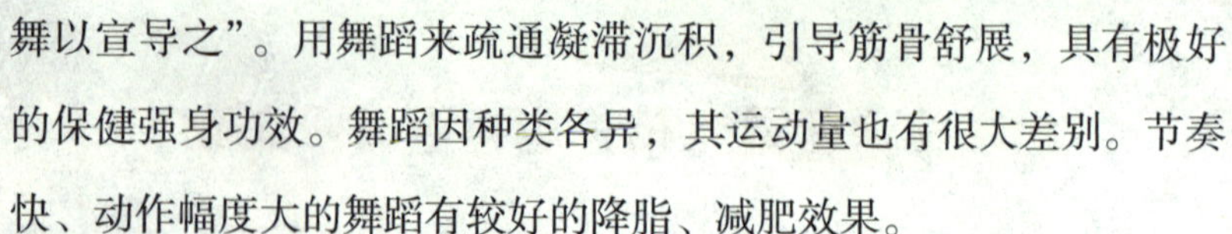

舞以宣导之”。用舞蹈来疏通凝滞沉积，引导筋骨舒展，具有极好的保健强身功效。舞蹈因种类各异，其运动量也有很大差别。节奏快、动作幅度大的舞蹈有较好的降脂、减肥效果。

跳迪斯科降脂、减肥的效果最为明显。跳迪斯科时，腰及髋部的摆动幅度比较大，臀部与大腿肌肉受到较强的活动锻炼，既有利于肌肉运动，又有利于降脂、减肥，并具有显著的调节神经功能、愉悦身心、陶冶情操的作用。

跳迪斯科每小时的运动量相当于跑 8 ~ 9 千米，或相当于骑自行车 20 ~ 25 千米，消耗热量很多。因其有音乐伴奏，且节奏感强，所以不易产生疲劳，反而容易引起兴趣，有利于坚持运动。

跳迪斯科的过程中，患者的脉搏应控制在每分钟 120 ~ 130 次，晨脉控制在每分钟 70 次左右。如果晨脉波动较大，并伴有主观的不适感，或有头重脚轻、心前区发闷、呼吸浅快、头晕、肩胛骨区域疼痛，或有特别疲劳的沉重感以及困倦、食欲不佳等不适症状，应停止跳迪斯科，并请医生做检查。

按揉腹部，可降血脂

早上起床前、晚上睡觉前，平躺在床上，右手在下，左手在上，绕肚脐顺时针揉，稍用点力揉 60 次；然后，左手在下，右手在上，逆时针揉 60 次。范围是顺时针由中间向外至整个腹部，逆时针时再由外向中间揉。每次揉完一般会感到头上出汗，脚心发热，很舒服。通常情况下，持续 2 个月的揉腹就可以见到较为明显的降脂效果。

艾灸降血脂，安全可靠疗效好

李时珍曾说过：“艾产于山阳，采以端午。治病灸疾，功非小补。”艾条温和灸对于防治原发性高脂血症有较好的疗效。

【取穴】神阙穴、双侧足三里穴。

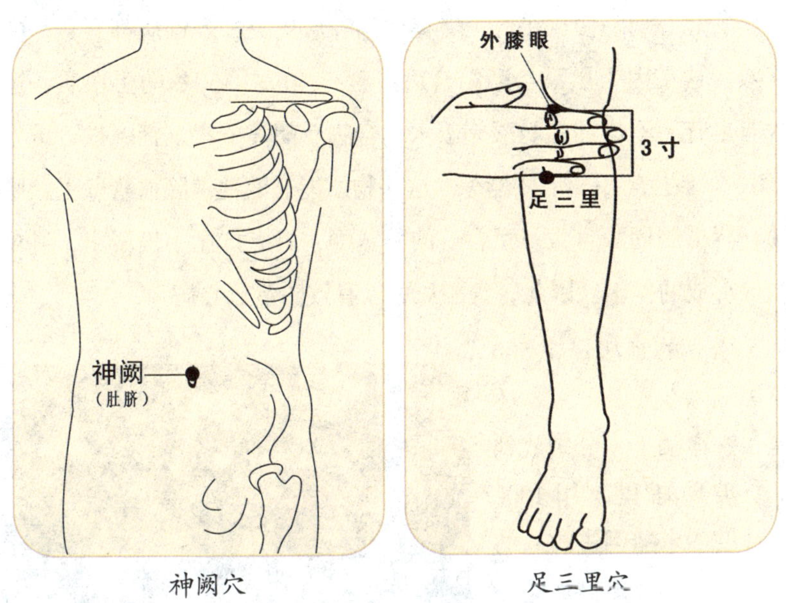

神阙穴　　足三里穴

【治法】用清艾条温和灸。每穴每次 10 分钟，隔日 1 次。

神阙穴，为生命之根源，属丹田所在部位的穴位之一，灸之能温补肾阳，活血化瘀。足三里穴为胃经合穴，灸之能补益脾胃，化痰涤浊，又能补益先天。两穴合用，针对病因治其标，培补脾肾固其本。如此标本同治，先天、后天并调，体现了灸法对机体调整作用的优势，以“调”达治，调动自身调整功能，使脂代谢诸指标之间达到良性双向调整效应。

第四章　慢性病，饮食调理最管用

防治冠心病，醋豆虽小却很行

小小醋豆，对多种疾病都有不错的疗效。长期食用醋豆，对高血压、冠心病、便秘、肝炎、糖尿病、肩周炎、颈椎病都有良好的疗效。这是因为黑豆与醋结合后，含有40%～50%的蛋白质，还含有皂苷、不饱和脂肪酸、碳水化合物、胡萝卜素、钙、铁、维生素 B_1、维生素 B_2、烟酸酯等。这些物质能有效地消除血管壁上的脂肪，降低胆固醇含量。豆含有的异黄酮，具有抗血小板聚集，避免血栓形成的作用。因此，食醋豆可以有效防治冠心病。

醋豆的制法：将500克黑豆除杂质及瘪豆、坏豆，洗净晒干，分别放到3个玻璃瓶里，用1000克9度的米醋倒进放豆的瓶中，使黑豆能被米醋完全淹没，如豆将醋吸干，可再加醋。时间久了醋上面会长膜，可将膜扔掉，如醋浑浊，重新换醋。将瓶口封严，半个月后就可食用。

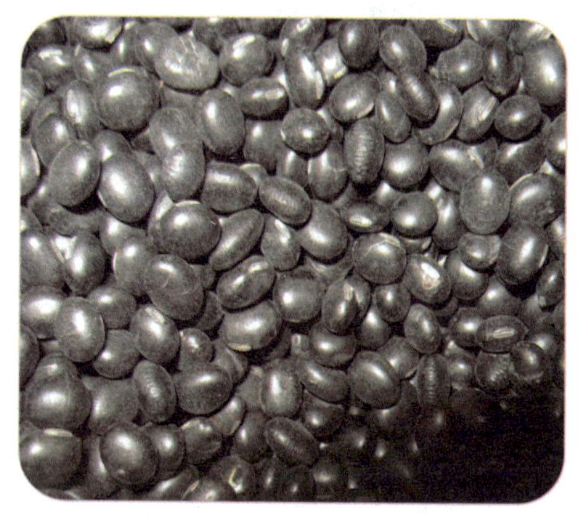

黑豆

醋豆一日三餐当菜常吃，坚持长期食用，可预防冠心病。

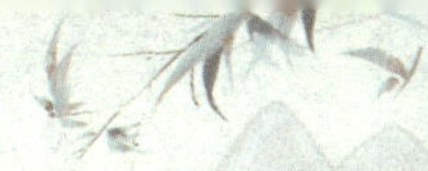

冠心病食疗，首选豆类及豆制品

经现代医学研究，豆类及豆制品营养丰富，含有人体需要的蛋白质，维生素、矿物质和膳食纤维，脂肪含量很低，不含胆固醇。胆固醇含量高是引起冠心病的危险原因之一，因而，豆类及豆制品是最适合冠心病患者食用的食物。

小方子

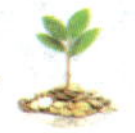

海带豆腐

【原料】豆腐250克，泡发海带150克，水发木耳25克，黄花菜25克，植物油75毫升，酱油30毫升，豆瓣酱15克，葱花、姜末、精盐、料酒、味精各适量。

【做法】豆腐沥干，切成菱形厚片；浸发海带用冷水洗净，切成丝；水发黑木耳用清水洗净；黄花菜用冷水浸透，洗净。锅用旺火烧热，下植物油，烧至六成热，放入豆腐煎成黄色时，加海带、黑木耳、黄花菜、酱油、精盐、豆瓣酱、葱花、姜末、料酒、清汤用小火焖煮，至豆腐透出香味时撒上葱花、味精，翻炒均匀，淋上少许麻油即可。佐餐食用，每日中、晚2次。

【功效】养心平肝，化痰祛脂。适用于冠心病、高脂血症、肥胖症、高血压病患者。

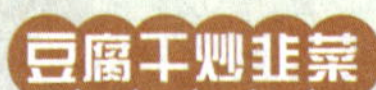

豆腐干炒韭菜

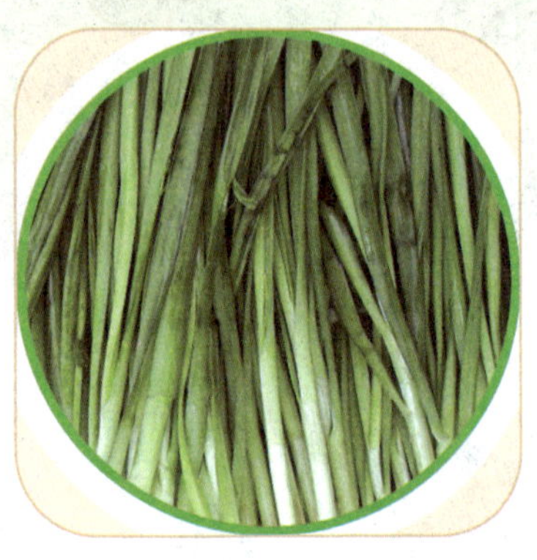

韭菜

【原料】韭菜 100 克，豆腐干 100 克，盐 2 克，白酱油、料酒、味精、食用油各适量。

【做法】将韭菜择洗净，控净水分，切成 3 厘米的长段。把豆腐干切成与韭菜相仿的长段状，放入沸水中焯一下，然后控净水分。往锅内放入食用油，油温六成热时，把豆腐干放进锅中煸炒 2 分钟，再将韭菜放进锅中，加入料酒、白酱油、味精、盐，翻炒均匀后装盘即可。佐餐食用，每日 1 ~ 2 次。

【功效】解毒清热，益气养心。适宜冠心病患者食用。

洋葱拌绿豆芽

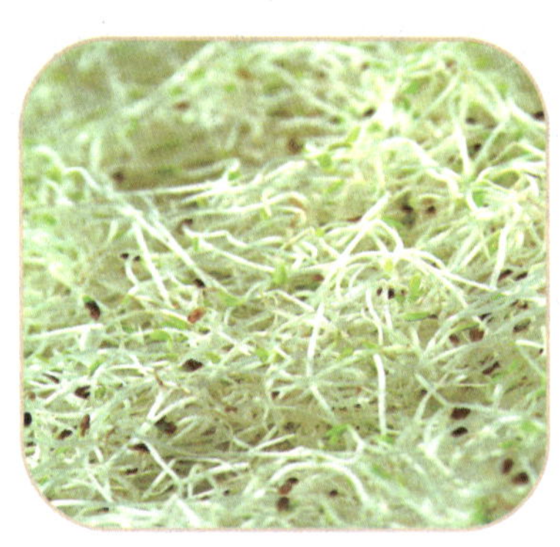

绿豆芽

【原料】绿豆芽 200 克，洋葱 500 克，辣椒面、椒油、花椒面、盐各适量。

【做法】把绿豆芽去皮，用水洗净，捞出沥干水分备用；洋葱洗净切成块，与绿豆芽一块放入沸水中焯一下，捞出浸入凉水，待控净水分后，加入辣椒面、椒油、花椒面、盐，拌匀即可食用。

【功效】此菜能降低心脏冠状动脉的阻力，增加冠状动脉的血流量，有利于冠心病的治疗。另外，它还能舒张脑部的小血管，促进血液循环，有助于防治血压升高所致的头晕、头痛等症。

炝拌绿豆芽

【原料】绿豆芽300克，花椒、香油、盐、味精各适量。

【做法】先将绿豆芽用清水洗净，然后放入沸水中焯一下，捞出后过凉水，沥干水分，取出绿豆芽，装入盘中，把盐、味精撒在盘中的绿豆芽上，调匀。另取5毫升香油，放入锅中，大火将油烧热后放入花椒，把花椒炸糊后关火，将糊花椒粒捞出不用，只用炸好的花椒香油，将其浇在绿豆芽上，搅拌均匀后即可。佐餐食用，每日1～2次。

【功效】清热败火、利尿除湿。适宜冠心病患者和癌症患者食用。

豆芽炒韭菜

【原料】黄豆芽200克，韭菜60克，盐、料酒、香油、食用油各适量。

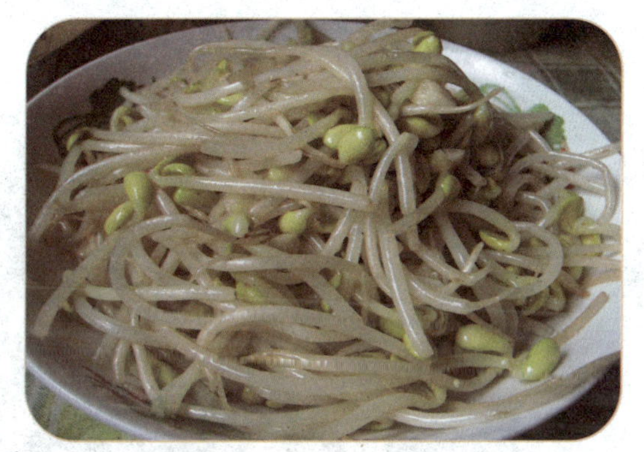

黄豆芽

【做法】分别将黄豆芽和韭菜择干净，用清水洗净备用；锅中加冷水，待水煮沸后，放入黄豆芽，烫一下后捞出，再过凉水，把黄豆芽从水中捞出，控干水分。将洗干净的韭菜切成长3厘米左右的段。炒锅内放入食用油，待油烧至六成热，将黄豆芽放入锅中翻炒2分钟，接着把韭菜放进锅内，加入料酒，即将炒熟时放入盐和香油翻炒均匀后便可盛盘。佐餐食用，每日1～2次。

【功效】除湿清热，益肝健胃，养心益肾。适宜癌症及冠心病患者食用。

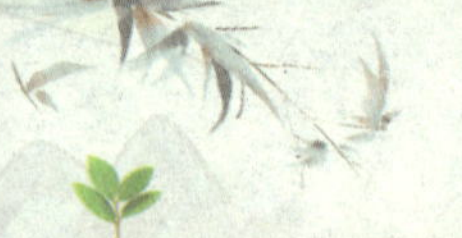

海蜇炒豆芽

【原料】绿豆芽300克、海蜇皮200克，葱末、酱油、米醋、白糖、盐、食用油各适量。

【做法】绿豆芽择净，用水清洗后，将水分控净待用；海蜇皮用清水浸泡6小时左右，去除盐分及杂质，冲洗干净后切成片状，控净水分备用。用一只碗，放入酱油、白糖、米醋，搅拌均匀，调成汁，把准备好的海蜇皮放入碗中腌制10分钟。把食用油放入炒锅中，置于火上，油烧至六成热时放入葱末爆出葱香味，将腌制好的海蜇皮倒入锅中，海蜇皮八分熟时，加入绿豆芽翻炒2分钟即可出锅。佐餐食用，每日1～2次。

【功效】解毒润燥、除湿利尿。适宜冠心病患者食用。

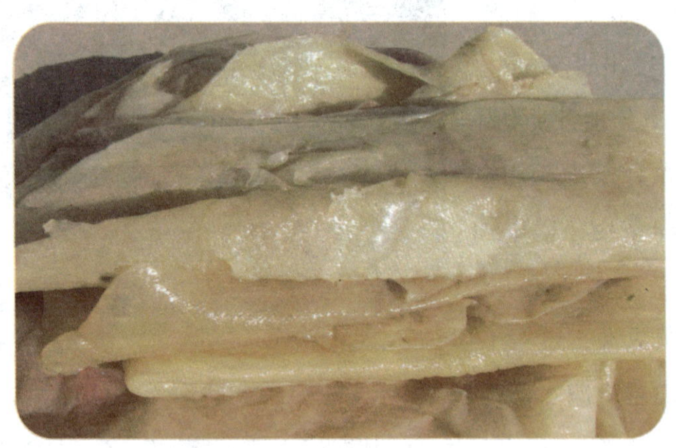

海蜇

西红柿，冠心病的天敌

人体内过多的氧自由基可损伤血管和心肌，引发动脉粥样硬化和心律失常、心肌梗死等。而西红柿所含的西红柿红素则有很强的抗氧化能力，可以有效清除氧自由基。因此，吃西红柿对防止人体动脉血管硬化、防治冠心病的发生大有益处。选西红柿时，要选新鲜的、红透了的，因为颜色越红，番茄红素含量越高，吃的时候要连皮一起吃，以保留更多番茄红素。

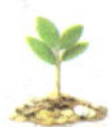

小方子

西红柿菜花

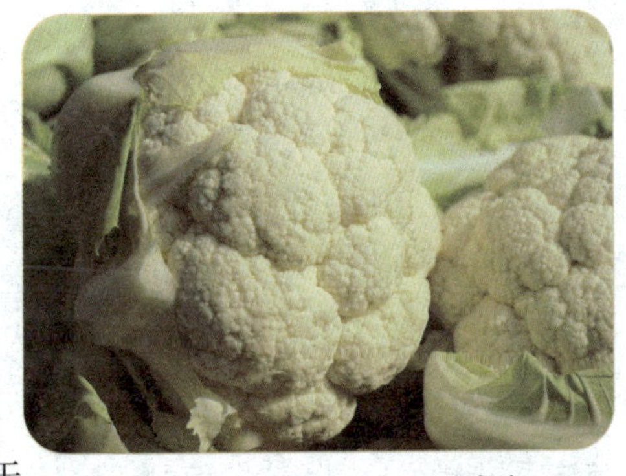

菜花

【原料】西红柿100克，菜花300克，姜末3克，鸡汤20毫升，盐、白糖、味精、香油、食用油、水淀粉各适量。

【做法】将新鲜的西红柿洗净，切成2厘米见方的块状备用；将菜花择洗干净，掰成小块，放在沸水中煮3分钟，捞出后沥干水分待用。炒锅置于旺火上，放入食用油，油热后放入姜末，待姜末稍变色时，把西红柿块倒入锅中翻炒1 ~ 2分钟后，再放入焯好的菜花与西红柿一同煸炒，然后放入鸡汤、盐、白糖充分搅拌，用小火烧制5分钟左右，把勾兑好的水淀粉倒入，再加入味精，出锅前淋入香油即可。

【功效】健胃消食，补虚养心。适宜冠心病、高血压及癌症患者食用。

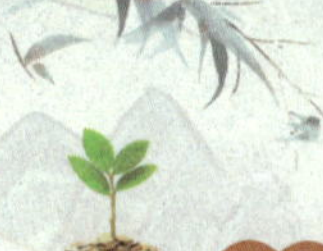

西红柿烧虾仁

【原料】西红柿 100 克，虾仁 150 克，1 个鸡蛋的蛋清，香油、清汤、白糖、盐、料酒、姜末、淀粉、水淀粉、食用油各适量。

【做法】将西红柿去其蒂部，洗净后切成小块待用；虾挑去虾线去头去壳，放在碗中，碗中加入鸡蛋清和淀粉，抓匀呈糊状。锅中放入食用油，将油加热，把虾仁倒入锅中滑熟，然后捞出虾仁。炒锅中放入香油，用姜末炝锅，然后将西红柿放进锅中翻炒，加料酒、白糖、盐和清汤，汤汁煮沸后，把虾仁倒进锅内翻炒，最后用水淀粉勾芡即可装盘。佐餐食用，每日 1 次。

【功效】生津止渴，安神养心。适宜冠心病患者及高血压患者食用。

西红柿羊肉汤

【原料】羊肉（肥瘦）500 克，土豆（黄皮）250 克，西红柿 100 克，胡萝卜 100 克、白菜 150 克，调料适量。

【做法】将羊肉洗净，整块放入锅内，加适量清水煮至五成熟，捞出切成小方块待用；将土豆洗净刮去皮，西红柿洗净去籽去蒂，与洗净的洋葱、大白菜、胡萝卜均切成小方块；锅中放少量油，油热后加入番茄酱和少量的洋葱末，稍炒，再加 1 勺羊肉汤，即成番茄酱汁；取羊肉汤 1500 克大火烧沸，将切好的羊肉块和蔬菜一起投入汤汁中，并加盐，番茄酱汁；待汤煮熟，放入胡椒粉，撒上香菜末即成。

【功效】此汤凉血平肝，清热解毒，有降低血压之功效，对高血压、肾脏病患者有良好的辅助治疗作用。

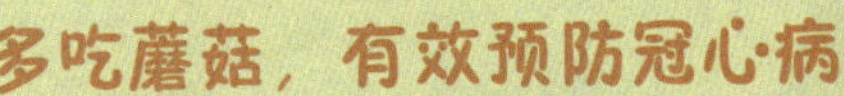

多吃蘑菇，有效预防冠心病

饮食对于冠心病的发生和发展有十分重要的干预作用。蔬菜中的蘑菇就是很好的护心食物，这是因为蘑菇拥有护心的最好元素——钾，可以有效保护心肌细胞，有益于预防冠心病。

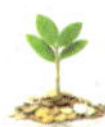

小方子

蘑菇青菜

【原料】鲜蘑菇 250 克，青菜心 500 克。

【做法】将蘑菇洗净撕朵，将青菜心洗干净切片；锅烧热，放入油，油热后将蘑菇和青菜一起放入油锅煸炒，炒至菜将熟时，加入盐和味精等调味即可。

营养鲜蘑菇竹荪汤

【原料】鲜蘑菇 300 克，竹荪 20 克，胡椒粉、花生油、盐、大葱、姜、油各适量。

【做法】将蘑菇洗净后撕成条状，竹荪放入清水中浸泡至手捻可碎后切段备用。油热后，放入蘑菇，翻炒片刻后下竹荪，加适量水焖，出锅前加入适量胡椒粉调味。

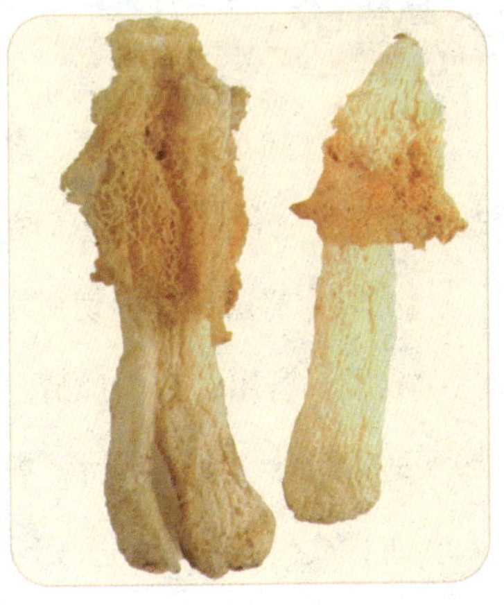

竹荪

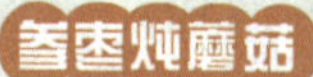

香枣炖蘑菇

【原料】蘑菇（干）50克，丹参30克，人参3克，枣（干）12克。

【做法】将蘑菇用温水浸泡后洗净撕成条状，人参磨成末。砂锅内加适量清水，放入蘑菇、人参末、丹参、大枣，中火煮40分钟即成。

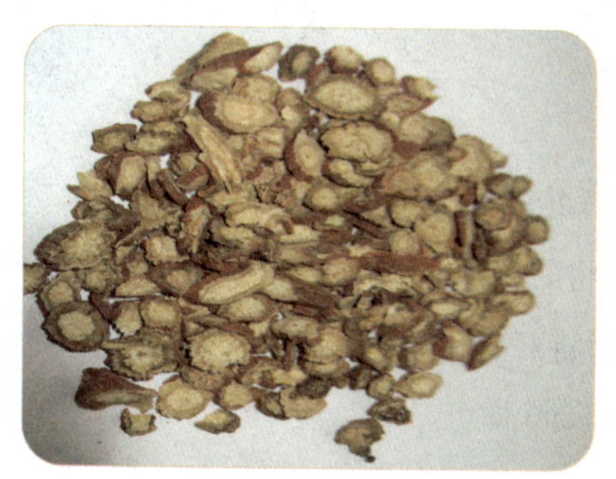

丹参

鲜蘑豆腐汤

【原料】鲜蘑菇100克，北豆腐200克，青蒜25克，海米25克，盐、味精、香油、胡椒粉、醋各适量。

【做法】将蘑菇洗净切成小块，豆腐切成片，海米淘洗干净，青蒜切成段，备用；锅内加清汤适量，放入豆腐、鲜蘑菇及海米，并加入适量精盐。水烧沸后，撇去表面的浮沫，加入胡椒粉、醋，淋入麻油，放少许味精、蒜段即可出锅。

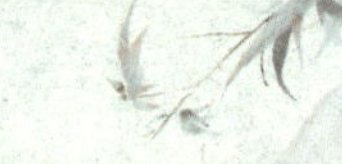

降低胆固醇，就吃菠菜和芹菜

菠菜价格便宜，做菜口感好，而且富含丰富的亚硝酸盐，可有效降低胆固醇的含量。芹菜含有丰富的维生素和膳食纤维，可降低人体对胆固醇的吸收，而且对冠心病伴高血压患者具有降低血压、镇静安神的作用。

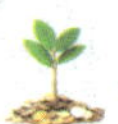

小方子

菠菜瘦肉烧蘑菇

【原料】菠菜300克，蘑菇150克，猪瘦肉50克，葱丝5克，姜丝5克，蒜片5克，酱油4毫升，米醋3毫升，清汤6毫升，水淀粉6毫升，盐2克，味精2克，食用油25毫升。

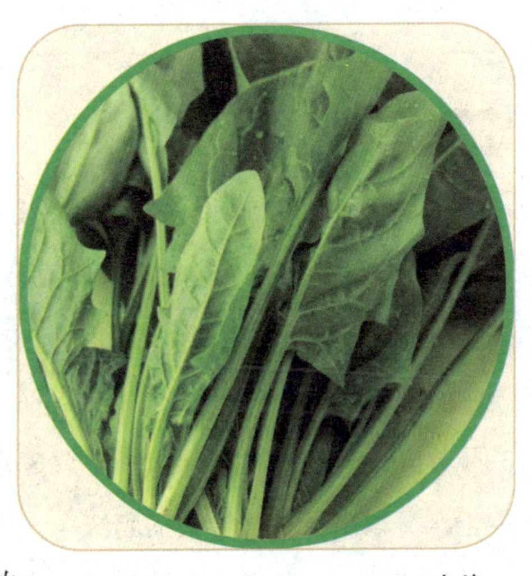

菠菜

【做法】菠菜只取梗，清洗干净，切成3厘米长的段备用；蘑菇用手撕成段状，放入沸水中烫一下；猪肉切成薄片。将油锅烧热，放入肉片、葱丝、姜丝和蒜片，迅速煸炒，待肉熟后放进菠菜梗和蘑菇段，然后加入盐、酱油、味精和清汤，改用小火，稍炖片刻，加入米醋，最后用水淀粉勾芡即可装盘。佐餐食用，每日1次。

【功效】降压降脂，补气养心。适宜冠心病患者食用。

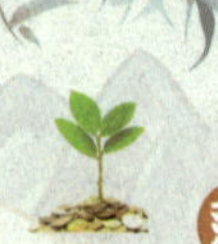

菠菜腐竹

【原料】菠菜 200 克，腐竹 100 克，花椒、味精、盐、姜、植物油各适量。

【做法】将菠菜去根，洗干净，下入沸水锅内焯片刻，捞出浸凉水，沥干切成段，姜去皮切末备用；锅烧热，放适量油，油热后，将花椒放入油锅内，炸出花椒油待用；腐竹用温水泡发，捞出沥干水分，切成段。将菠菜段、腐竹段淋上花椒油，加精盐、味精拌匀，撒上姜末即可食用。

【功效】富含维生素，清热润肺。

芹菜炒牛肉

【原料】芹菜 250 克，牛里脊肉 100 克，葱末 5 克，姜末 5 克，酱油 15 毫升，料酒 8 毫升，盐 1 克，味精 2 克，淀粉 5 克，食用油 25 毫升。

【做法】芹菜去掉根和叶子，抽掉筋，用水清洗干净，切成 3 厘米长的条状，放进开水锅中焯 3 分钟，捞出后用凉水过一遍，控干水分取出；牛里脊去筋膜洗净，切成薄片，放入碗中，加入 5 毫升料酒、10 毫升酱油和淀粉搅拌均匀，让牛里脊片完全浸在调料里腌制。烧热油锅，当油烧至六成热时把牛肉片倒进锅里翻炒，然后加入葱、姜末，再把芹菜条倒入锅中煸炒，最后放入酱油、料酒、盐和味精，翻炒均匀后即可装盘。佐餐食用，每日 1 次。

【功效】补血养心，润肠通便。适宜冠心病患者食用。

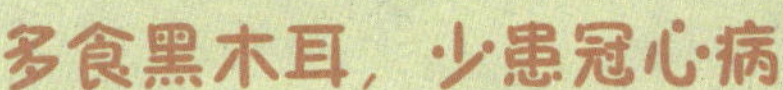

多食黑木耳，少患冠心病

味道鲜美的黑木耳不仅是我们日常餐桌的常客，也是冠心病患者的首选菜肴。因为黑木耳中含有大量维生素，对降低血黏度、血胆固醇有良好效果。冠心病患者平时要多食黑木耳，但不能过量，每日食用5～10克为宜。

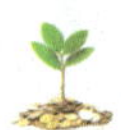

小方子

冰糖木耳

【原料】冰糖5克，黑木耳10克。

【做法】将黑木耳洗净、去杂质后，浸入凉水泡1小时，装盘。用少量温水将冰糖融化后，淋在盘中的黑木耳上即可。佐餐食用，每日1～2次。

【功效】健脾益胃，润燥滑肠，补气补血。适用于高血压、心脑血管疾病、大便干燥及尿血和月经过多患者，是冠心病患者的理想食品。

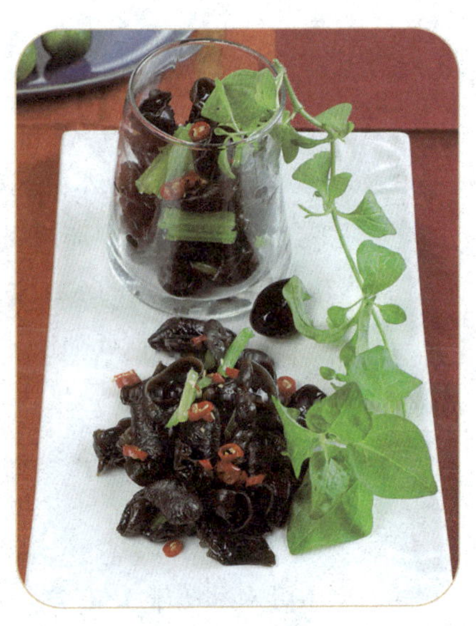

冰糖木耳

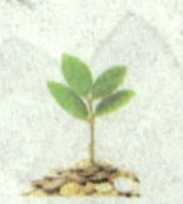

肉片炒木耳

【原料】猪里脊肉100克，黑木耳50克，1个鸡蛋的蛋清，盐、料酒、淀粉、水淀粉、食用油各适量。

【做法】黑木耳放在清水中浸泡2小时，然后将杂质清洗干净，用手撕成大小均匀的木耳片；猪里脊肉切成薄片，放在碗中，加入鸡蛋清、盐和淀粉，搅拌均匀。锅内倒入食用油，放在火上，当油温烧至五成热时，把裹有淀粉鸡蛋清的里脊肉片放进锅中，迅速翻炒2分钟，再把准备好的木耳片倒入锅内，加入料酒、盐、味精煸炒均匀，最后用水淀粉勾芡即可装盘。佐餐食用，每日1次。

【功效】润肠通便，和血养心。适宜冠心病患者食用。

素炒黑木耳

【原料】黑木耳（干）10克，红椒100克，盐、酱油、味精各适量。

【做法】将黑木耳用凉水浸泡2小时，清洗干净备用；将红椒洗净并切成丝或小块。锅中加油烧热，将黑木耳与红椒一起下锅炒制，加入盐、酱油及适量的水，大火烧开后改小火炖约8分钟。

【功效】健脾补气，润肠通便。适用于冠心病、高血压、心脑血管疾病及大便干燥患者。

黑木耳粉

【原料】黑木耳（干）50克。

【做法】将黑木耳用凉水浸泡发透后，择洗干净，放入开水中煮3～5分钟捞出，晾干或烘干，用家用食品处理机粉碎或用蒜臼捣成细粉装瓶备用。每天1～2次，每次取一小勺，直接用温开水服用即可。也可放入牛奶、豆浆或稀粥等流质饭食中一同吃下。

【功效】健脾补气，润肠通便。

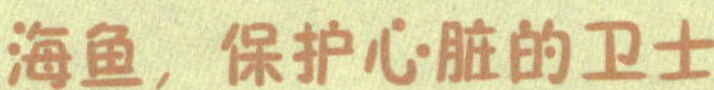

海鱼，保护心脏的卫士

海鱼含有特殊的脂肪酸，这种脂肪酸不饱和程度较高，可以使高密度脂蛋白胆固醇含量升高，使三酰甘油含量降低，同时还能改善心肌功能，减少心律失常和心房纤维性颤动。冠心病患者，每周吃3次海鱼，每次100克左右，可有效控制病情，降低心肌梗死发生率。

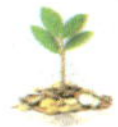

小方子

红烧黄鱼

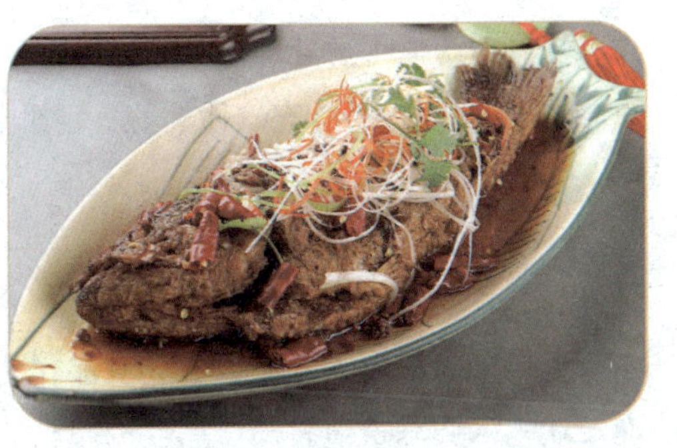

红烧黄鱼

【原料】黄鱼（500克左右）1条，葱2根，姜、大蒜、香菜、老抽、生抽、盐、醋、砂糖、米酒各适量。

【做法】将鱼洗净晾干，用面粉正反两面均匀涂满备用；油热后，将鱼放至锅中改小火煎鱼，煎至金黄色再翻转煎另一面，两面全部煎好后将多余的油倒掉；将所有调料放入小碗，搅拌均匀，根据个人口味调味咸甜适宜；将汤料倒入锅里，中火炖鱼，同时一起放入葱、姜、蒜，炖煮10～15分钟，汤料若不能淹没整条鱼，可用勺不断将汤料舀起浇在鱼上，烧鱼的过程中最好不要翻鱼；汤料收到变少变稠便可熄火出锅，放些香菜在上面做点缀。

【功效】防治脑梗死和心肌梗死。

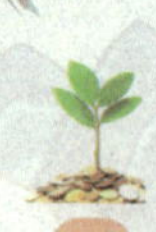

赤棕鱼汤

【原料】姜、葱、香菇、豆腐、赤棕鱼、西红柿。

【做法】将鱼洗净，姜刮皮切丝，葱切段，豆腐切块，西红柿切块，香菇洗净去蒂备用；锅中加水，水烧沸后放入鱼、姜丝，以大火至沸；接着放入豆腐块，香菇，换中火煮5分钟，再放入西红柿，倒点食用油，大火烧开后，撒下葱花即可食用。

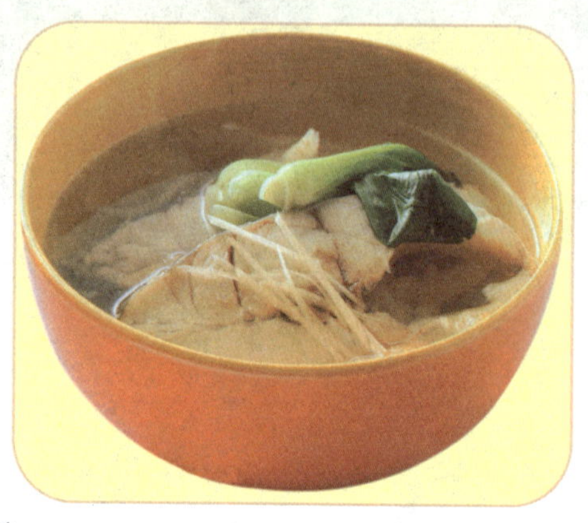

赤棕鱼汤

【功效】滋阴润燥、补充碘质、益气耐饥。

战胜冠心病，燕麦最管用

近年来，很多人开始以谷物食品作为早餐，其中以燕麦最受欢迎。燕麦的营养价值较高，脂肪含量低。燕麦还能够降低胆固醇含量，有效预防冠心病。燕麦中水溶性膳食纤维分别是小麦的4.7倍，玉米的7.7倍。一杯半煮熟的燕麦片就能提供人体每天所需的3克水溶性纤维，从而拥有防御冠心病的“战斗力”。

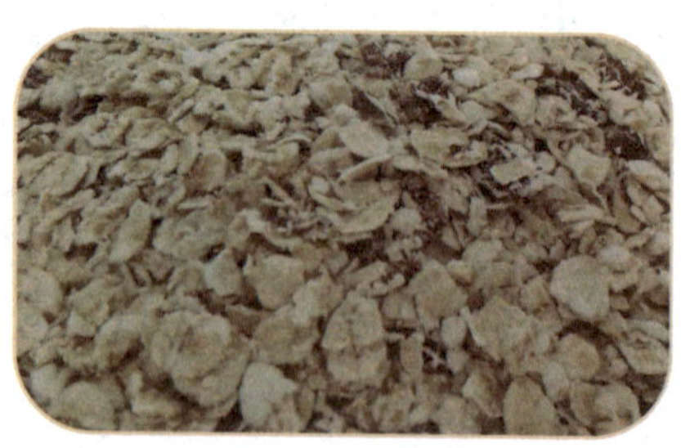

燕麦的食用方法：

1. 将50克左右的燕麦片倒入微波炉专用器皿内，加一杯清水搅匀，如果你喜欢喝牛奶，也可以加一杯牛奶，放入微波炉内以高温煮 1 分钟。根据个人喜好增减水量以调节燕麦粥的稀释度。

2. 将 50 克左右的燕麦片倒入杯子内，加入约 200 毫升的沸水充分搅拌，如果你喜欢，可以加入牛奶或者果汁，3 分钟后即可食用。

按按至阳穴，秒缓心绞痛

心绞痛一旦发作，相当痛苦。而患者服用的救命药“硝酸甘油”容易产生耐药性。患者只有不断加大剂量，才能缓解病情。若长期服用，会产生一系列不良反应，如头胀、头痛、心跳加快、甚至昏厥。按按至阳穴，简单易行且无任何不良作用。

至阳穴位置：颈后隆起的骨突即为第 7 颈椎，由此往下数到第 7 个骨突即第 7 胸椎，其下方凹陷处就是至阳穴。

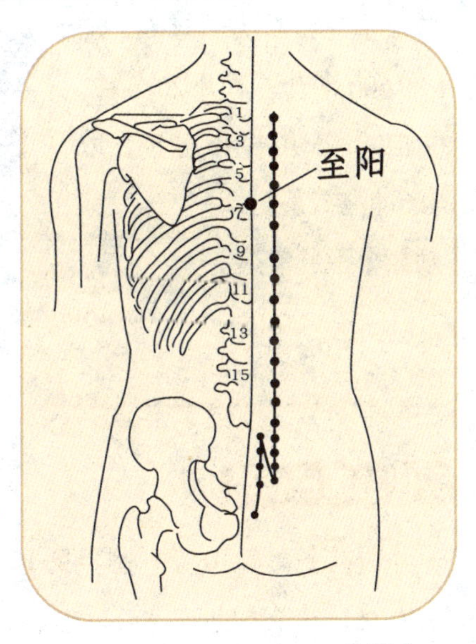

至阳穴

操作手法：取一个五分硬币，将硬币边缘横放于至阳穴上，然后适当用力按压，力度不可太大，以出现酸胀感为宜，按压 5 分钟即可。按压 10 ~ 30 秒，心绞痛即可缓解，按压一次维持有效时间 25 分钟。每日按压 3 ~ 4 次。可请家人帮忙操作。

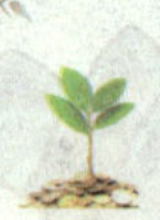

预防脑卒中，每日3杯茶

科学研究显示，每天喝3杯以上茶的人，比喝茶少于1杯的人脑卒中风险低20%。不论红茶、绿茶，其中的茶多酚和氨基酸都可以为血管和动脉提供更好的保护。

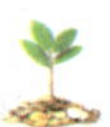

小方子

石钩天牛栀子茶

【原料】石决明60克，钩藤10克，天麻10克，川牛膝10克，栀子10克，绿茶6克。

【做法】先将石决明打碎，加水约600毫升，煮开20分钟，再加后4味共煮15分钟，取沸汤冲泡绿茶。

【功效】平肝清热。

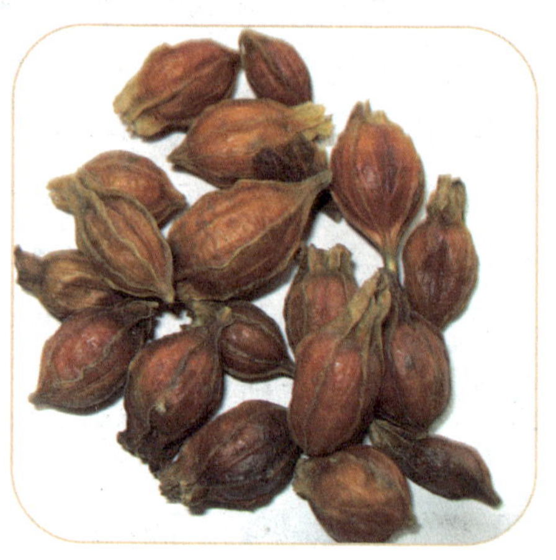

栀子

天夏苓蚕丹参茶

【原料】天麻10克，制半夏10克，茯苓10克，僵蚕10克，丹参10克，花茶6克。

【做法】前5味加水约450毫升，煮开15分钟，取沸汤冲泡花茶。

【功效】祛风化湿，消痰。

归芪桃红地龙茶

【原料】当归尾5克、黄芪15克、桃仁5克、红茶5克、地龙5克、花茶5克。

【做法】前5味加水约450毫升，煮开15分钟，取沸汤冲泡花茶。

【功效】益气活血。需要注意的是，合并有贫血、尿道结石、溃疡、神经衰弱及习惯性便秘、肝脏疾病患者，若过多饮茶可使疾病加重。

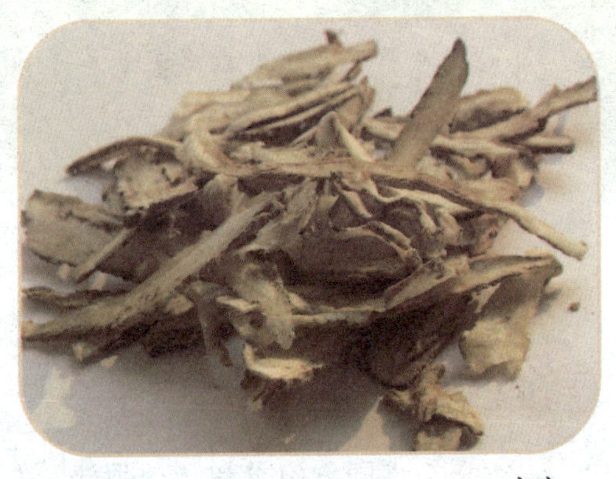

当归

喝水讲方式，也能有效预防脑卒中

发生脑卒中的主要原因是血液过于黏稠或形成血栓造成脑血管的阻塞。根据医学专家统计，脑卒中绝大部分是清晨起床时被发现的，猝发多在半夜。老年人由于生理衰老等因素，大都会有不同程度的动脉粥样硬化等心血管疾病，所以夜间缺水会使血液黏稠度升高，血小板凝聚力亢进，使原来就有粥样硬化的血管更易产生栓子。当栓子脱落阻塞在脑动脉时，便会发生缺血性卒中。

有学者对男性老年人进行分组研究，一组老年人半夜起来喝250毫升白开水，另一组老年人一觉睡到天亮，然后分别测定他们的血液黏稠度。结果发现，喝水的一组老年人的血黏度明显降低。所以，睡前喝适量水，后半夜小便后喝一杯水（200毫升），可以有效降低血黏度，从而减少发生脑卒中的可能性。

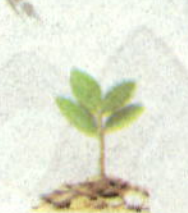

动动颈肩脚，脑卒中不会有

控制人群脑卒中发病率重点在于预防，常做以下3种简易运动有利于防止脑卒中发生。

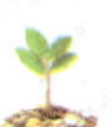

小方子

颈部运动

【方法】不同方向柔和转动颈部，左右转时幅度不宜过大，或可取站立姿势，头转向左侧时，上身旋向右侧，头转向右侧时，上身旋向左侧；做颈部运动，每日2～3次，每次3～5分钟为宜。做颈部运动可以增强血液循环，有利于预防卒中、高血压、颈椎病等疾病。

肩部运动

【方法】双手放在两侧肩部，掌心向下，两肩先由后向前旋转10次，再由前向后旋转10次。做肩部运动可使肩部肌肉、神经、血管得到放松，从而减少脑血管供血不足和发生脑梗死的危险。每天可做肩部运动5分钟。

脚部运动

【方法】保持自然站立姿势，其中一脚站立，另一只脚旋转，双脚交替进行，也可采取坐立或仰卧位进行，最好为站立旋踝。每次运动15分钟为宜，每天2次即可。双脚画圈运动，能够促进全身的血液循环，增加回心血量，从而达到预防卒中的目的。

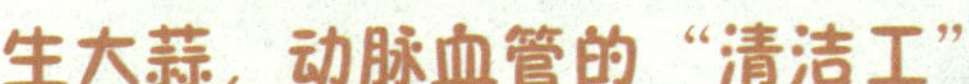

生大蒜，动脉血管的“清洁工”

大蒜成分里含有血小板解聚剂，能使血流畅通，抹平动脉的“伤痕”，逆转动脉硬化的“时钟”，长期食用能预防动脉硬化初期病变微小斑块的形成及在一定程度上溶解已经形成的微小斑块。

【做法】每顿饭吃 3 瓣大蒜，坚持吃 3 个月以上。

需要注意的是，3 类人不宜吃大蒜：一是低血压患者。因为大蒜中的大蒜素具有降低血压的能力。二是眼睛不适的人。视力较弱或眼睛有不适症状的人食用过多大蒜容易导致结膜炎。三是肝肾病患者。大蒜会引起治疗药物的反应，可能加重患者的病情。

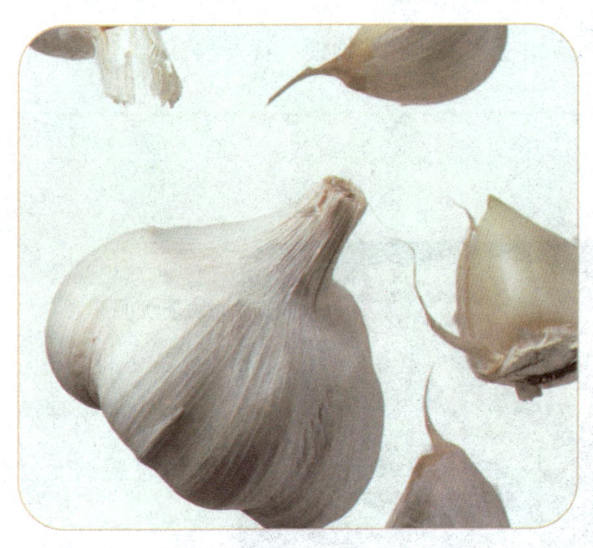

大蒜

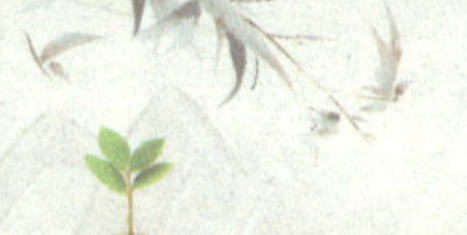

控制动脉硬化，常喝四种茶

虽然服用动脉硬化的临床用药后见效非常快，但是不良反应也是比较大的。茶疗防治动脉硬化，简单有效，无不良反应。

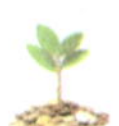

小方子

决明山楂茶

【原料】决明子、山楂各适量。

【做法】将决明子与山楂用冷水泡一夜，再煮 15 分钟，冷却即可服用。代茶饮服。每日 3 次。

【功效】清肝明目、利水通便、行气散瘀。

山楂茶

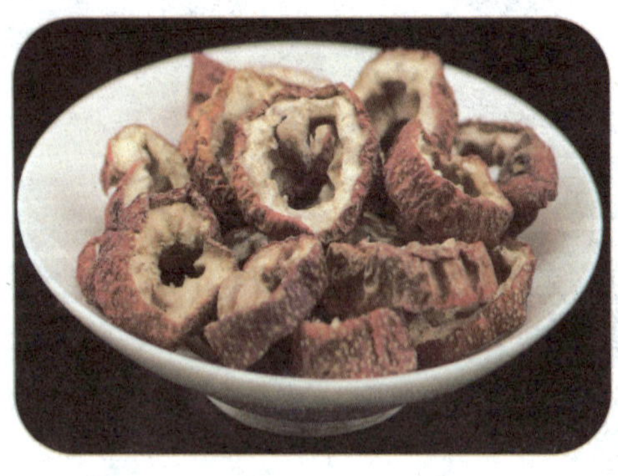

山楂

【原料】干山楂片 10 克，绿茶 5 克。

【做法】将山楂片和绿茶一同置于保温杯内，冲入沸水，覆盖约 5 分钟后，代茶饮服。

【功效】此茶可降脂降压，醒脑提神。此茶适用于高血压、动脉硬化患者服用。

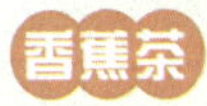

香蕉茶

【原料】茶叶 10 克，新鲜香蕉与蜂蜜各适量。

【做法】将香蕉去皮研碎放入茶杯，用沸水冲泡出茶汤，加蜂蜜即可饮用。

【功效】活血化瘀，降压降脂。

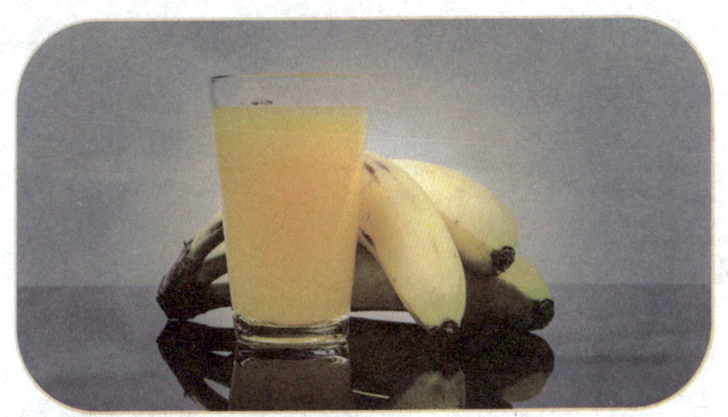

香蕉茶

山楂乌龙茶

【原料】乌龙茶 3 克，山楂肉 15 克，槐角、冬瓜皮各 18 克，何首乌 30 克。

【做法】先将山楂肉、槐角、冬瓜皮、何首乌用清水煎沸 20 分钟左右，去渣，取沸烫汁冲泡乌龙茶即可。温热饮服，每日 1 剂。

【功效】滋补肝肾，润须乌发，消脂减肥，延年益寿。适用于肝肾阴虚、头晕目眩、耳鸣、肥胖症、高血压、高脂血、动脉硬化等症。

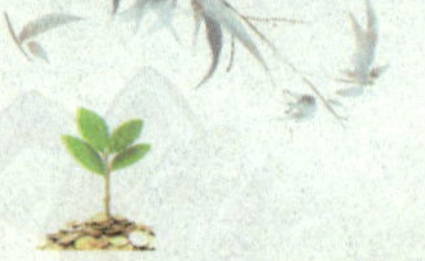

黑豆治疗肾病，不是传说

中医理论认为，黑豆乃肾之谷，黑色属水，水走肾，所以肾虚的人应多食黑豆，这对肾病的治疗是很有益的。当然，没有患肾病的人常吃黑豆，也可以有效预防肾病，将得肾病的风险降到最低。

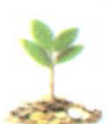

小方子

黑豆炖乌鸡

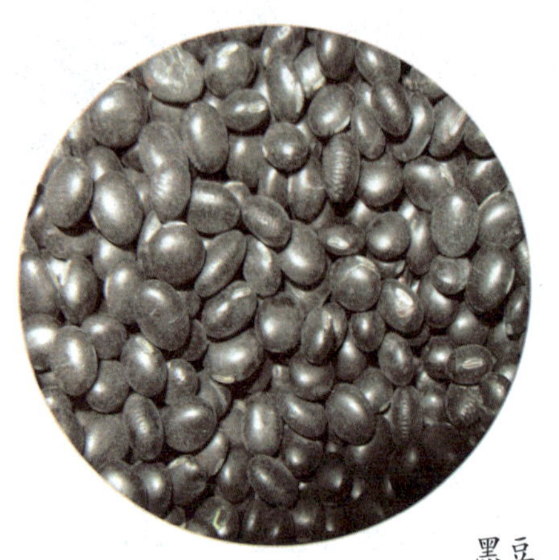

黑豆

【原料】黑豆150克，何首乌100克，乌鸡1只，红枣10枚，生姜5克，精盐适量。

【做法】将乌鸡宰杀去毛及内脏，清水洗净剁成块备用。将黑豆干炒至豆衣裂开，取出用清水洗净，晾干备用。将何首乌洗净，红枣洗净去核，生姜洗净去皮切片备用。锅内加清水适量，用大火烧沸，放入黑豆、何首乌、乌鸡、红枣和生姜，改用中火继续煲约3小时，加入精盐适量，即可食用。

【功效】补肾兼治脱发。

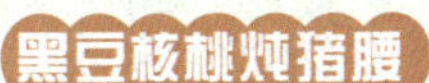

黑豆核桃炖猪腰

【原料】黑豆 50 克，核桃仁 30 克，猪肾 1 个，盐适量。

【做法】取黑豆 50 克洗净，核桃仁 30 克，猪肾 1 个，一同放入炖盅内，炖 2 小时，加少许盐调味即可。

【功效】既补肾阴又补肾阳，主治肾虚腰痛。症见腰酸痛，腿膝无力，小便拘急，面色白，手足不温。偏阳虚者心烦失眠，口苦咽干，面色潮红，手心热，舌红。

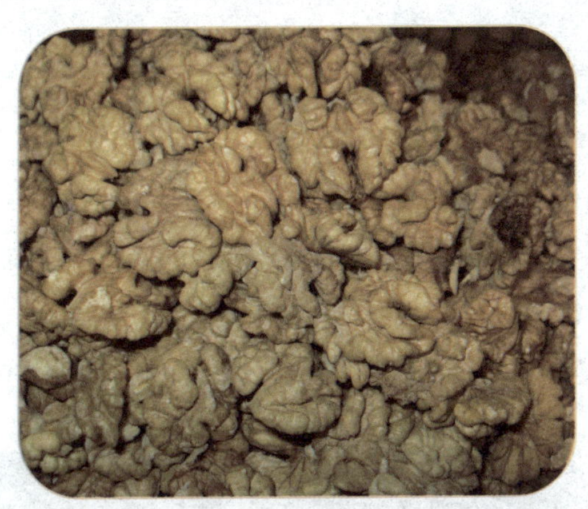

核桃仁

黑豆豆浆

【原料】黑豆适量。

【做法】取适量黑豆清洗干净，于温水中泡 8 小时，泡至黑豆变软，取出放入豆浆机中，制成鲜豆浆。每日 1 杯，补肾效果不错。

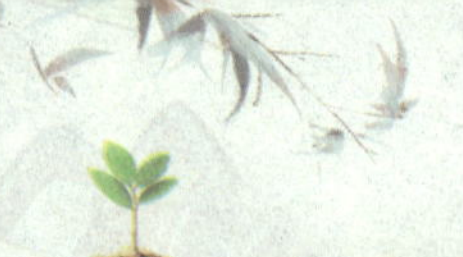

常吃冬瓜，远离慢性肾炎

冬瓜可清热解毒、利尿化痰、利水消肿，且含钠、钾均低，适合高血压、肾脏病、水肿病等患者食用，可达到消肿而不伤正气的作用。

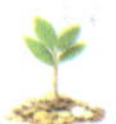

小方子

冬瓜汤

【原料】冬瓜500克，猪肉（瘦）50克，酱油、味精、盐、香油、大葱各适量。

【做法】先将冬瓜挖去内瓤，连皮洗净，切成薄片，加水煎煮，取汤汁代茶饮服。

【功效】经常饮服能起到利水消脂作用，适宜于肥胖、水肿诸病症。

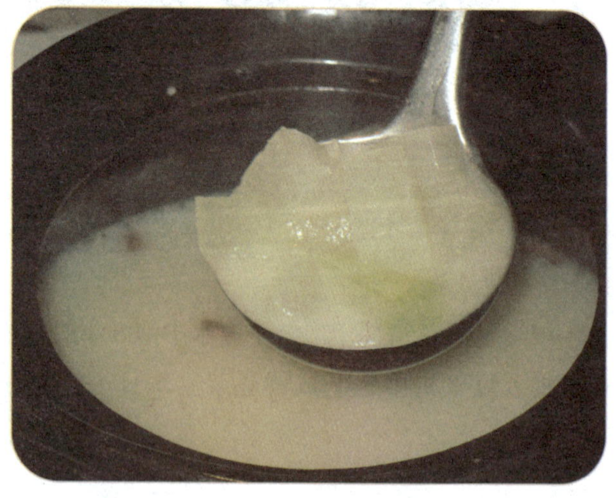

冬瓜汤

冬瓜白鸭瘦肉汤

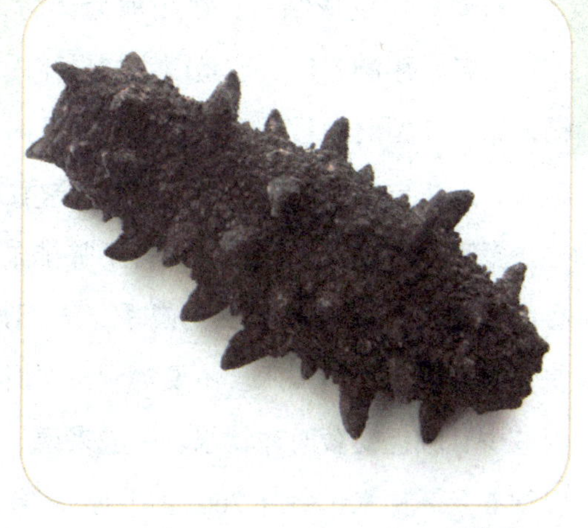
海参

【原料】白鸭1只，冬瓜1800克，瘦肉200克，海参75克，荷叶1张，食盐、味精各适量。

【做法】将白鸭宰杀，去毛去内脏洗净，冬瓜去皮洗净切块，猪瘦肉洗净切片。将整只白鸭与海参、荷叶同放加水的砂锅中，水烧开后放入冬瓜、瘦肉，煮至鸭肉熟烂，调入食盐、味精即可。单食或佐餐均可，吃肉喝汤。

【功效】此汤适用于暑热烦闷、消渴等症，也适用于病后体虚之人。

冬瓜菠菜羹

【原料】冬瓜350克，菠菜250克，羊肉30克，葱、姜各适量。

【做法】先将冬瓜削去外皮、挖去内瓤，洗净切成方块备用；菠菜择好洗净，切成4厘米长的段备用；羊肉洗净切薄片，姜去皮切薄片，葱切段。炒锅放火上，加油烧热，放葱花炒香，入羊肉片煸炒，依次加入葱段、姜片、菠菜、冬瓜块，翻炒几下，加鲜汤，煮沸约10分钟，加入盐、酱油调味即可。

【功效】清热，利尿，适用于慢性肾炎患者。

日饮8杯水，预防尿结石

只要一说到尿结石，医生就会让病人多喝水，说这是预防尿结石的最常用的方法。这是因为如果体内缺水，尿液变浓或排尿不畅，尿液滞留时间过长，沉淀物不能及时排出，就会导致结石越积越大，无法再从尿道排出，从而形成尿酸盐结石或草酸盐结石。

多喝水可以稀释尿液，保持正常排尿，从而有效预防泌尿系结石的形成。尤其是在炎热的夏季，人们出汗量大，体内水分蒸发快，就更应该加多喝水。不要等到口渴时才去饮水，也不要等到尿液减少、颜色变黄时才饮水。一般来说，为了预防尿液结石，每日应饮6～8杯水（每杯200毫升），已有尿结石的患者，每日应饮8～10杯水。

喝对水，防治肾结石

由于夏天人体大量出汗，甚至体内脱水，所以容易使排尿量减少。再加上夏季人体接受阳光照射时间长，紫外线照射皮肤有助于体内维生素D合成，维生素D可促进钙的吸收，体内钙浓度增高时，尿液中排泄的钙也会增多，易产生结晶核，从而形成结石。冬季天气寒冷，人的尿量增多，已形成的小结石被尿液冲刷向下移动，可引起肾绞痛症状。所以，肾结石常为“夏季形成，冬季发病”。

如果有人患了肾结石，医生会反复告诫他要多饮水，尤其是在炎热的夏季。这是为什么呢？从医学的角度来看，因为肾脏是过滤血液的过滤器，负责过滤血液内的代谢废物和多余的水分。从身体各部位流到肾脏的血液中混合着许多废物，经过肾脏的过滤后，废物和多余的水被滤出，所形成的尿液经过输尿管送入膀胱再排出体外。如水中含有过多的杂质，这些杂质就有可能在人体的肾脏、输尿管中停留、沉淀，从而形成结石。

多喝水可防止尿石结晶形成，并能延缓结石增长速度，同时还可促使小的结石排出。

绿叶蔬菜，肝病患者的最需要

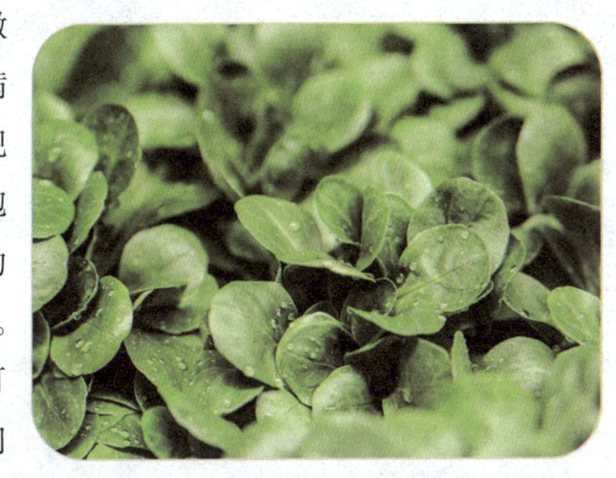

小油菜

维生素不足、微量元素缺乏是肝病患者普遍存在的现象，这对于肝细胞的修复和肝功能的恢复是很不利的。多吃绿叶蔬菜，可以有效解决这个问题。吃绿叶蔬菜可以补充肝病患者缺乏的维生素及微量元素，还可促使毒素排出，减少肠道内细菌分解产生的有害物质吸收入血的作用。据研究发现，多吃绿叶蔬菜可使慢性乙肝患者的肝细胞癌发生率下降20%。因此，肝病患者一定要多食绿叶蔬菜。

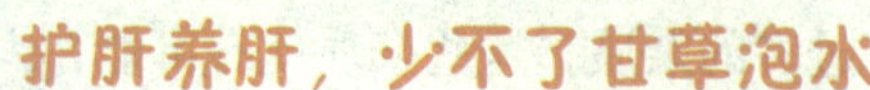

护肝养肝，少不了甘草泡水

如果经常熬夜或饮酒过量，对肝脏损害很大。甘草酸是甘草中最主要的活性成分。据研究发现，长期服用甘草酸的患者，肝脏癌变率会降低50%。因此，经常服用甘草泡水，可有效保护肝，使患肝病的概率大大降低。

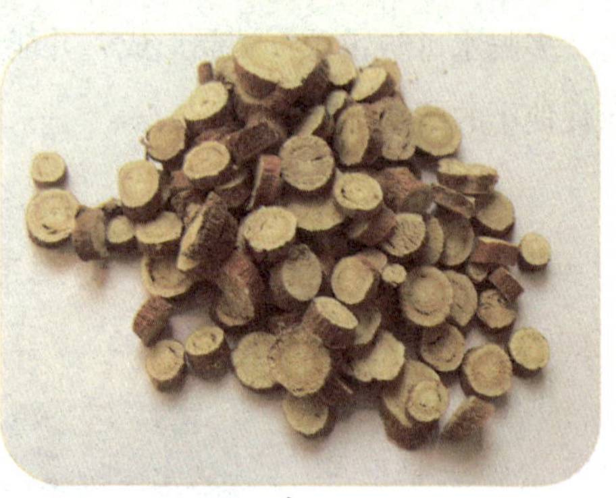

甘草

【方法】取甘草20克，长期泡水代茶饮，可有效护肝、养肝。

防治肝病，重在运动

多数人“谈肝炎色变”，其实预防肝炎没有想象中的那么困难，科学谨慎地对待日常饮食和生活就可以起到预防肝炎的作用。防治肝炎最好的方法就是运动，运动不仅可以促进血流通畅，使肝有足够的氧和营养物质供应，而且可加速新陈代谢，起到保肝的作用。

（1）散步

俗话说得好：“饭后百步走，活到九十九。”“没事常散步，不用进药铺。”散步是我国传统的健身治疗方法之一。散步健身，时间选择在清晨为宜。散步时要自然放松，速度每分钟120步左右，每天或隔天锻炼，每次10～20分钟为宜。

（2）打太极拳

太极拳是一种身心兼修的健身运动。练拳时注意动作的柔和及呼吸的均匀，以心行气，疏通经络，以提高抗病康复能力和免疫力。

（3）自我保健按摩

按摩肝区和腹部，每天 2 ～ 3 次，每次 5 ～ 10 分钟。

（4）做护肝保健操

双腿屈膝端坐，赤足，左手拇指轻揉右侧大敦穴，左旋按压 15 次，右旋按压 15 次，然后用右手按压左侧大敦穴，力度适宜，以出现酸胀感为度。按太冲穴、三阴交穴，方法与按大敦穴相同。

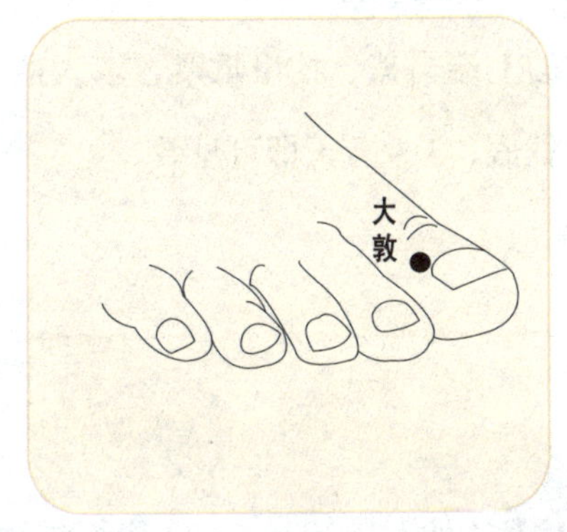

大敦穴

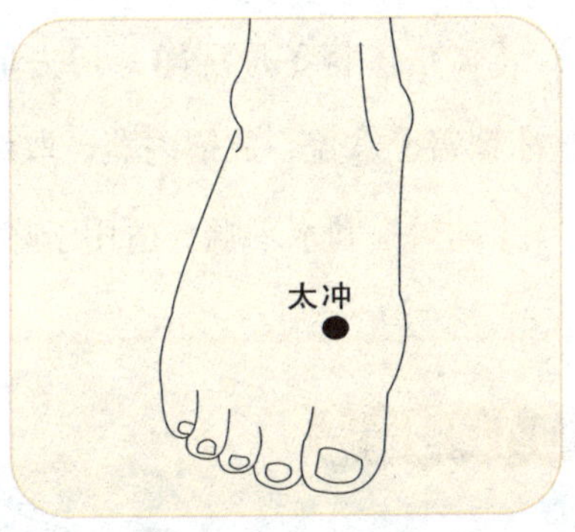

太冲穴

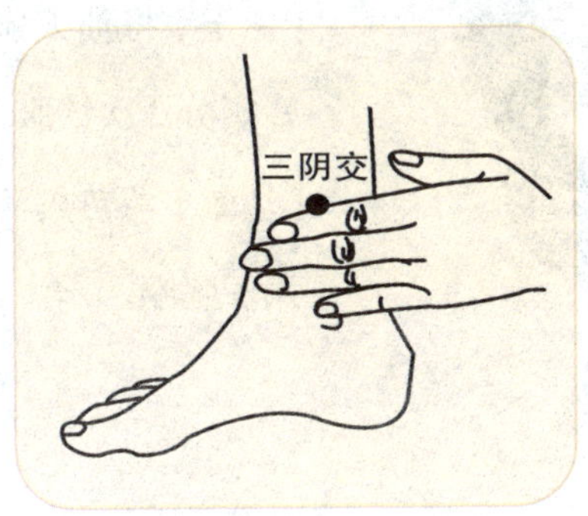

三阴交穴

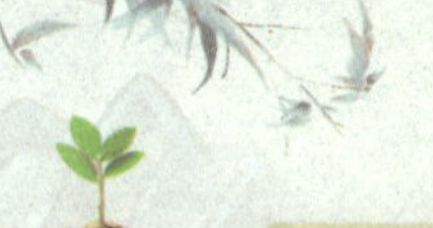

防治哮喘有妙招，冰糖冬瓜解烦忧

哮喘被列为世界十大死亡原因之最，如何使自己避免受到哮喘病的袭击呢？下列的食谱，长期服食可有效防治哮喘。

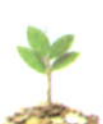

小方子

冰糖冬瓜盅

【原料】未脱花蒂的小冬瓜1个，冰糖适量。

【做法】将冬瓜洗净，切去瓜的上端当盖，挖出瓜瓤，填入适量冰糖盖上瓜盖，放锅内蒸。取水饮服，3～4天即可见效。

【功效】利水平喘。适用于哮喘。

仙人掌蜂蜜汤

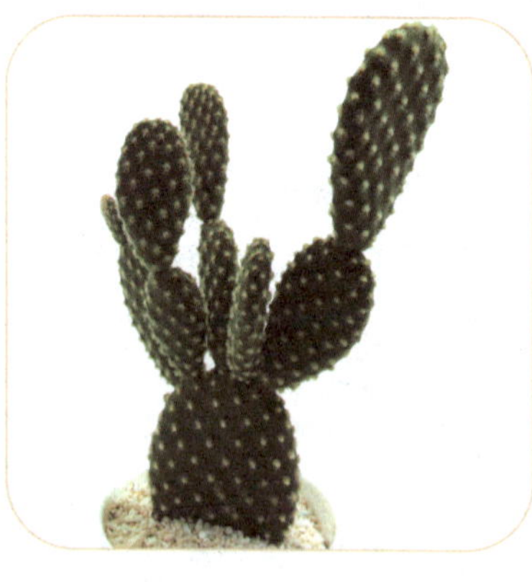

仙人掌

【原料】仙人掌100克，蜂蜜适量。

【用法】将仙人掌水煎取汁，加入蜂蜜分2次饮服。

【功效】清热解毒，行气活血。适用于哮喘。

地瓜汤

【原料】地瓜 1 个，生姜汁、饴糖各适量。

【用法】加水煮烂，去渣汁浓缩后加生姜汁和饴糖，每次口服 1 匙，1 日 2 ~ 3 次，开水冲服。

【功效】适用于哮喘等。

“睡咳”折磨人，就吃烤橘子

吃烤橘子能镇咳祛痰，一方面因为去除了橘子本身的寒性，又加强了其润肺的作用；另一方面烤橘子可除去鲜橘皮的刺激气味，并使其有效成分含量相对增加，因而能增强化痰镇咳之功。

【方法】将橘子洗净后放在 40 ~ 50℃的开水中浸泡 3 分钟，取出后用布擦干，靠近炉火，不断翻动，烤至微焦，稍冷即食，每天早晚各食用 1 个（带皮）。

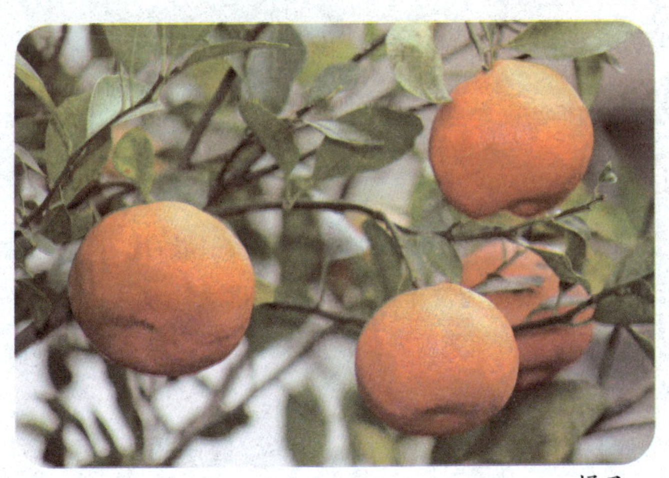

橘子

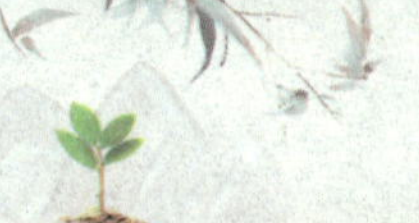

缺铁性贫血，喝猪血菠菜汤吧

猪血每100克含铁高达45毫克，堪称“养血之王”。菠菜味甘，性凉，能养血、止血、敛阴、润燥。多喝猪血菠菜汤，尤其能补充体内铁的含量。

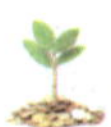

小方子

猪血菠菜汤

【原料】新鲜菠菜500克，猪血250克，葱段10克，盐、味精、香油各适量。

【做法】菠菜洗净，用开水烫一下，切段；猪血洗净，切块；铁锅内放香油，炒香葱段后适量加水，然后加入猪血和菠菜一起煮汤，起锅前根据个人口味调味。每日或隔日1次，连服2～3次。

【功效】补血养血。

牛奶黑米粥的养血补血效果也不错。

牛奶黑米粥

【原料】牛奶250毫升，黑米100克，白糖适量。

【做法】将黑米淘洗干净，加入适量水，放入锅中浸泡2～3小时，然后中火煮至粥快熟时，加入牛奶、白糖煮熟。每日2次，早晚空腹温热服食。

【功效】此粥具有益气、养血、生津、健脾胃的作用，适用于产后、病后以及老年人等一切气血亏虚、津液不足、脾胃虚弱者服用。

慢性胃炎怎么治，喝粥试试

慢性胃炎是一种常见病，常表现为不同程度的消化不良症状，如上腹隐痛、食欲减退、餐后饱胀、反酸等，疼痛经常出现于进食过程中或餐后。治疗慢性胃炎，一定要从饮食调理开始。易消化的清淡少渣的粥最适合慢性胃炎患者食用。

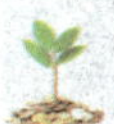

小方子

生姜羊肉粥

【原料】新鲜瘦羊肉250克，大米100克，生姜15克。

【做法】将羊肉洗净切成薄小块，大米洗净，生姜去皮，切成姜丝备用。先将羊肉加清水放入砂锅内煮烂，再放入大米，以中火煮成粥，待好时放入姜丝再煮片刻，即可分次食用。

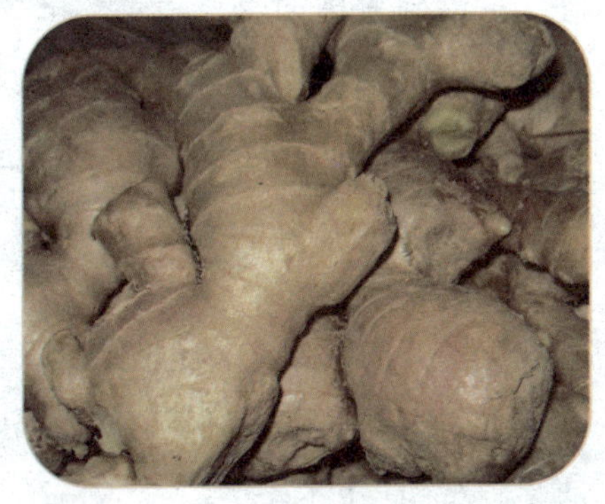

生姜

【功效】对慢性胃炎有辅助治疗作用。

肉桂粳米粥

【原料】肉桂末1～2克，粳米100克，砂糖适量。

【做法】先将肉桂研成细末，再将淘净的粳米与砂糖一同放入砂锅内，加适量水煮为稀粥，然后取肉桂末加入粥中，改用文火煮沸，待粥稠熄火即可。

【功效】早晚餐时空腹温食，对慢性胃炎的治疗大有好处。

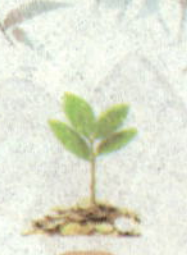

鲜藕粥

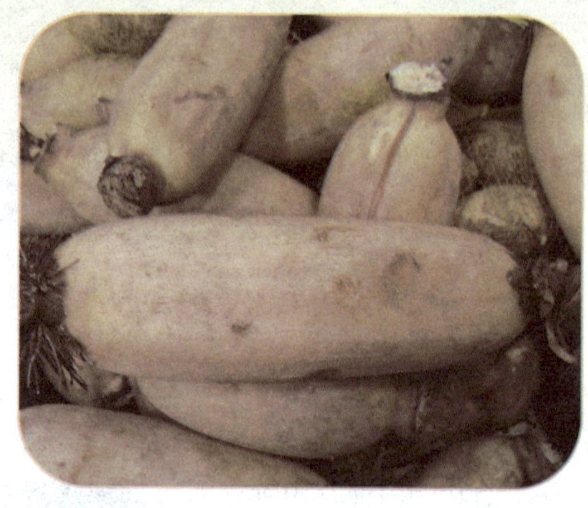
藕

【原料】粳米 100 克，鲜藕与红糖各适量。

【做法】将粳米淘净，与切好的藕片、红糖一同放入加水的锅内，以大火烧沸后，改小火煮至米烂成粥。

【功效】此粥温中和胃，主治脾胃虚寒型慢性胃炎。每日 2 次，早晚餐食用。

良姜粥

【原料】高良姜（又称洋姜）15 克，粳米 100 克。

【做法】高良姜研成末，放入锅中，加水 2000 毫升，煎至 1500 毫升，去渣，下米煮粥。

【功效】适用于脾胃虚寒型慢性胃炎，症见疲倦乏力、上腹隐痛、食后饱胀、嗳气、大便溏薄及舌质淡胖者。

吴茱萸粥

【原料】吴茱萸肉 3 克，葱白 1 段（长约 10 厘米），粳米 50 克。

【做法】先将粳米煮成粥，临熟时加入吴茱萸和葱白，粥熟即可。

【功效】适用于脾胃虚寒型慢性胃炎患者。

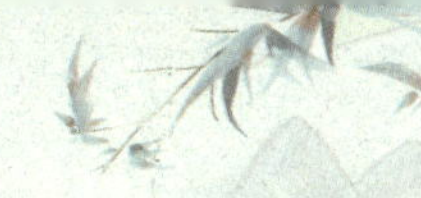

猪肚有效防治胃溃疡

猪肚可补中益气，止渴消积，益脾胃，助消化，止泄泻，对胃溃疡有一定的治疗作用。

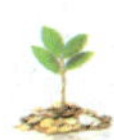

小方子

猪肚生姜汤

【原料】猪肚 1 个，生姜 250 克。

【做法】取生姜、猪肚洗净，将生姜切碎放入猪肚中，两端扎紧，放入砂锅，加 500 毫升水用文火炖 2 小时，喝汤吃猪肚（不吃姜），1 次吃完，每日 2 次，1 周见效。

【功效】健脾温胃、抑酸止痛。

桃仁猪肚粥

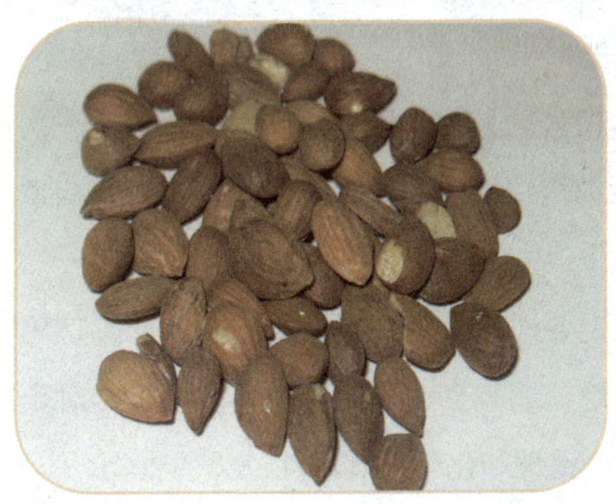

桃仁

【原料】桃仁（去皮尖）、生地黄各 10 克，熟猪肚片、大米各 50 克，调料适量。

【做法】将猪肚片切细；小火焙炒桃仁，加猪肚、大米煮为稀粥，待熟时调味食用。

【功效】益气活血，化瘀止痛。

卷心菜、鲜藕能缓解溃疡病

卷心菜富含维生素U，这是一种“溃疡愈合因子”。维生素U对溃疡有很好的治疗作用，能加速溃疡的愈合，还能预防胃溃疡恶变。

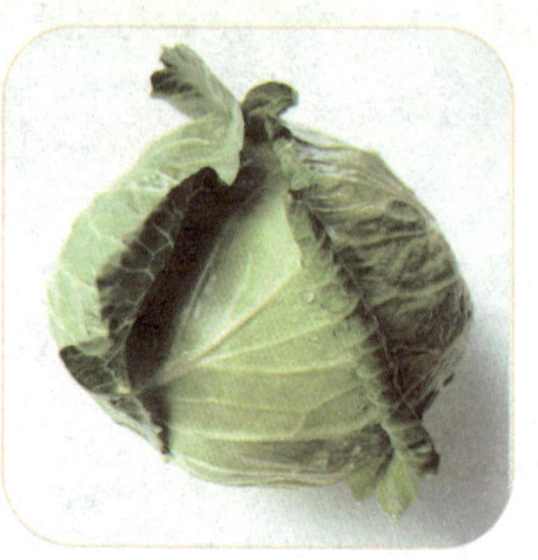
卷心菜

【做法】把卷心菜汁榨成汁，每天喝300毫升，3个星期后可缓解。

除了卷心菜，鲜藕辅助治疗溃疡病的效果也不错。

【做法】取新鲜藕洗净，切去一端藕节，将蜂蜜注入其上盖上藕节，用牙签固定，蒸熟后饮汤吃藕。也可取藕一节，切碎后加适量水，煎肠服用。对溃疡病出血者有效，但宜凉服。

鸡蛋壳是治疗消化道溃疡的好药

如果你有消化道溃疡病，建议你吃鸡蛋时把鸡蛋壳留下，这可是一味治疗消化道溃疡的好药。

【做法】将适量鸡蛋壳洗净，放在锅内炒黄后磨成粉末，一次10克，温开水送下。早晚饭前用白糖水冲服，普通一剂可愈，病重者需两剂。服用时忌酸、辣。

消化道溃疡患者饮食一定要注意以下几点：所吃食物必须切碎煮烂；可选用蒸、煮、氽、烩、焖等烹调方法，少食多餐，定时定量；避免食用刺激性食物、机械性和化学性刺激性过强的食物。

治疗溃疡病，恰当喝茶也管事

茶是中国文化中不可或缺的一部分，很多人都有饭后一杯茶的习惯。研究发现，适量喝茶可有效抑制幽门螺杆菌，减少患胃溃疡及十二指肠溃疡的概率。长年累月忍受溃疡病痛折磨的患者，从现在起利用香醇好茶来防治溃疡病吧。

小方子

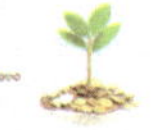

糖蜜红茶饮

【原料】红茶10克，红糖与蜂蜜适量。

【做法】将红糖、红茶叶放入杯内，用开水冲泡，加盖焖10分钟后加蜂蜜调服。

【功效】治疗胃溃疡、十二指肠溃疡等症。

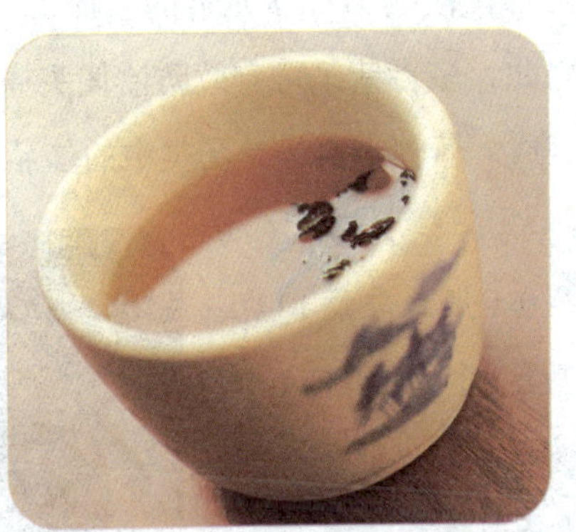

糖蜜红茶

毛冬青茶

【原料】鲜毛冬青叶10片。

【做法】将毛冬青叶洗净，切碎，加沸水100毫升冲泡3分钟后，空腹饮用。每天喝600毫升，连续20天，可觉胃痛减轻或消除。

【功效】此茶对调理人体的五脏六腑，排毒清肠胃，提高人体免疫力有很大的作用。

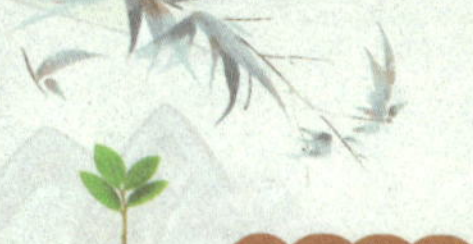

莲藕土豆茶

【原料】莲藕100克，土豆100克，川贝母粉20克，蜂蜜少许。

【做法】将莲藕、土豆洗净后放入榨汁机中，加入100毫升的开水打成汁。加入川贝母粉及一碗热开水，5分钟后即可饮用。

【功效】健胃整肠。

紫菜蛋花汤，有效防治偏头痛

紫菜镁含量最高，每100克紫菜中含镁460毫克，居各种食物之首，被喻为“镁元素的宝库”。镁对偏头痛有很好的预防作用。因此，多食紫菜可有效防治偏头痛。紫菜蛋花汤主要由紫菜和鸡蛋制成，营养丰富，是汤类中的佳品。

【原料】紫菜（海苔）1张，香菜10克，鸡蛋1个，西红柿1个，香葱1根，虾皮、油、盐各适量。

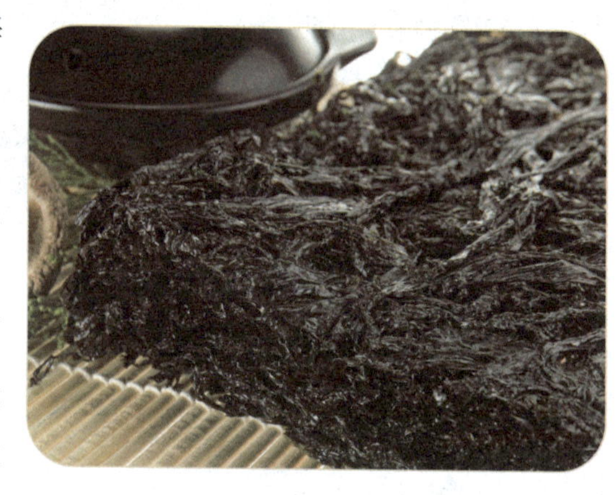

紫菜

【做法】虾皮用开水泡软；西红柿洗净切成小块，鸡蛋磕入碗内加少许清水打散搅匀；香菜择洗干净，切成小段；葱切成葱花；紫菜撕碎，放入汤碗内。炒锅放油烧热，下葱花炝锅，加入适量清水和虾皮，用小火煮片刻，放西红柿、精盐，淋入鸡蛋液，倒入水淀粉勾薄芡，搅拌均匀保持小火沸腾；放香菜，冲入汤碗内即成。

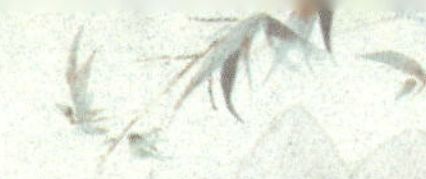

防癌、抗癌，首选海带

海带是一种褐藻，生长于海洋中，除了能预防血管硬化、高血压外，还具有抗癌的作用。海带所含的海藻酸钠与具有致癌作用的锶、镉有很强的结合能力，且可选择性地杀灭或抑制肠道内能够产生致癌物的细菌，并将它们排出体外。海带所含的微量元素碘有助于增强人体的新陈代谢功能，所含的膳食纤维能促进胆汁酸和胆固醇的排出。海带提取物对各种癌细胞也有直接的抑制作用。

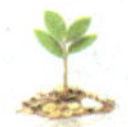

小方子

排骨海带汤

【原料】排骨300克，海带200克，冬瓜200克，油、料酒、姜、盐各适量。

【做法】将排骨洗净剁块，倒入开水锅中焯3分钟后捞出；锅中放入冷水，倒入过凉的排骨块，加葱段、姜片，盖上盖，以大火烧沸；水烧开后，加入姜和料酒，改用小火炖；1小时后放入冬瓜和泡好的海带煮熟，等冬瓜颜色变白后，撒点葱末，即可食用。

【功效】益精补血，纠正内分泌失调。

白萝卜海带汤

【原料】水发海带50克，白萝卜200克，食盐、味精、大蒜、香油各适量。

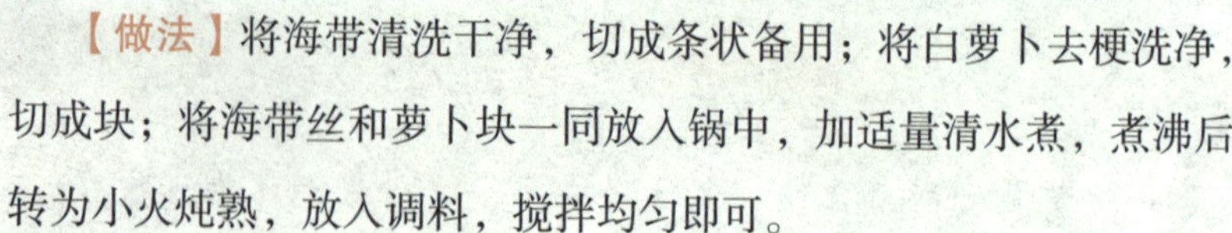

【做法】将海带清洗干净，切成条状备用；将白萝卜去梗洗净，切成块；将海带丝和萝卜块一同放入锅中，加适量清水煮，煮沸后转为小火炖熟，放入调料，搅拌均匀即可。

【功效】降压益气、防癌抗癌。此汤对甲状腺肿大、乳腺癌、高血压、脑水肿、便秘等病症有防治作用。

海带瘦肉汤

【原料】猪瘦肉 50 克，海带 30 克，花生仁 50 克，冬瓜 150 克，调料适量。

【做法】将海带用冷水浸泡片刻，捞出洗净切丝；冬瓜刮去外皮，去瓤洗净切块；瘦肉洗净切薄片，放入沸水中焯 3 分钟捞出备用。把花生、冬瓜放入炖盅里，加入适量清水煲至熟，再放入海带、瘦肉，水沸后即可加盐调味食用。

【功效】此汤可降压、防癌，还能清热养颜。

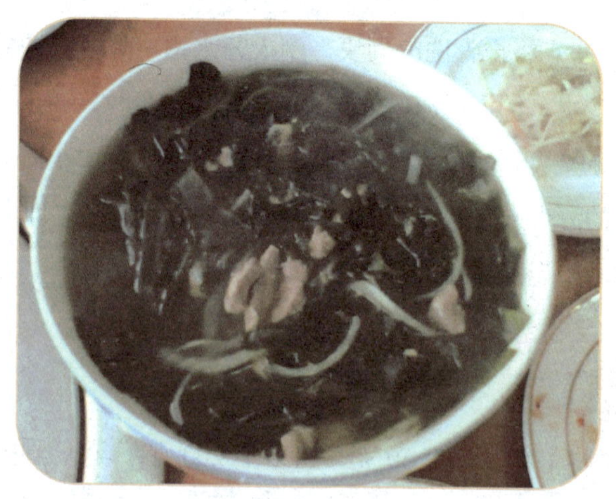

海带瘦肉汤

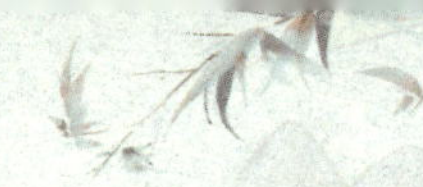

常喝营养粥，对养胃、防癌有帮助

正确的饮食是预防癌症的有效手段之一，且能长期食用，对身体有益无害。改变烹调方式可预防结肠癌、直肠癌、胃癌、肺癌等。

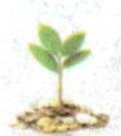

小方子

玉米面红薯粥

【原料】玉米面 100 克，生红薯 2 块。

【做法】取玉米面 100 克，加入适量冷水调成稀糊状备用；将 2 块红薯洗净切碎；待水烧开后将玉米面糊和红薯块一起放入，用文火熬粥，熬的同时用勺子轻轻搅动以防止玉米面粘在锅底，中间可点几次冷水。

【功效】降血压、降血脂、抗动脉硬化、预防肠癌、美容养颜、延缓衰老等。

荸荠粥

【原料】粳米 100 克，荸荠 200 克，白砂糖 100 克，调料适量。

【做法】将荸荠去皮洗净切丁，粳米淘洗干净，用冷水浸泡半小时，捞出沥干水分；锅中加入约 1000 毫升冷水，放入粳米，旺火烧沸后加入荸荠丁，改用小火熬煮成粥；白糖入锅调好味，再稍焖片刻，即可盛起食用。

【功效】此粥对肺部、食管、鼻咽和乳腺的癌肿有防治作用。

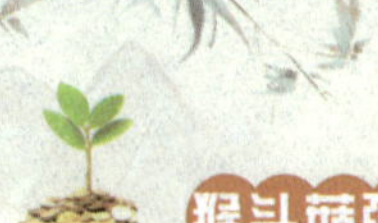

猴头菇粥

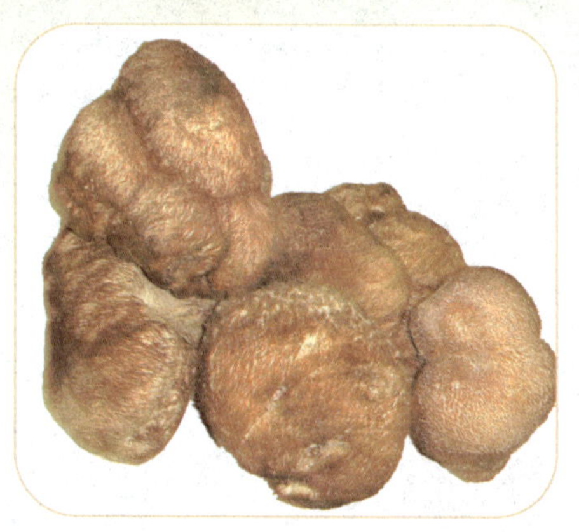
猴头菇

【原料】猴头菇150克，粳米100克。

【做法】将猴头菇浸泡于温开水中，去其硬蒂，洗净，剁碎；粳米淘净后入锅，加水适量，以大火煮沸，下入切碎的猴头菇，改用小火煨煮成黏稠粥，粥成时加葱花、姜末、精盐、味精，拌和均匀即成。早晚2次分服。

【功效】大补脾胃，扶正抗癌。适合气血两虚、食欲不振的各类癌症患者及其术后作防癌保健粥疗。对胃癌、宫颈癌、肺癌等有辅助治疗作用。

芝麻粥

【原料】粳米100克，黑芝麻30克。

【做法】将黑芝麻晒干后炒熟研碎，粳米淘洗干净，将研碎的黑芝麻和粳米一同入锅，加清水适量，以大火煮沸，改用小火熬煮成稀粥。每日1次，分数次食用。

【功效】本品具有补肝肾、润五脏的功效，适用于身体虚弱、头发早白、大便干燥、头晕目眩、贫血、便秘、胃癌等症。

无花果粥

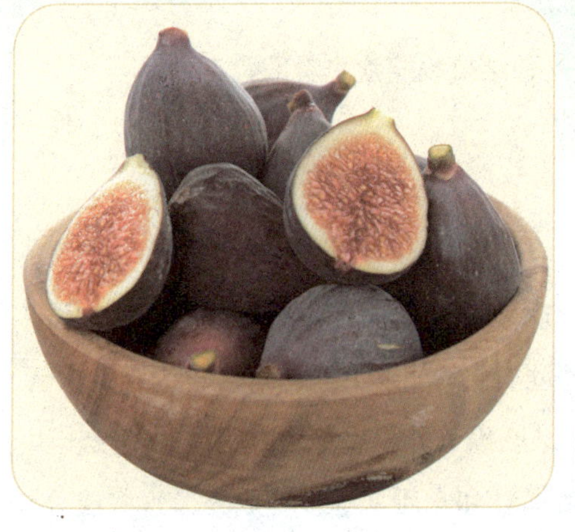
无花果

【原料】鲜无花果30克，粳米50克，冰糖适量。

【做法】将粳米淘洗干净，加适量清水煮粥，粥将成时放入去皮无花果略煮，加入冰糖即可。佐餐食用，连服20日。

【功效】润肺解毒。用于防治早期肺癌、咽痛、咳嗽、泻痢、痔疮等。

香菇粥

【原料】香菇25克，粳米100克。

【做法】取香菇25克，粳米100克，加水熬粥，调味服食。

【功效】此粥适合胃癌肝转移、乳癌肺转移患者食用。

芦笋粥

【原料】米饭100克，芦笋150克，虾10个，盐适量。

【做法】将虾洗净去头去虾线及外壳，用盐和胡椒粉腌5分钟备用；芦笋洗净刮去外皮及硬根，切小块备用；将米饭加入高汤，放入锅里大火煮沸，改小

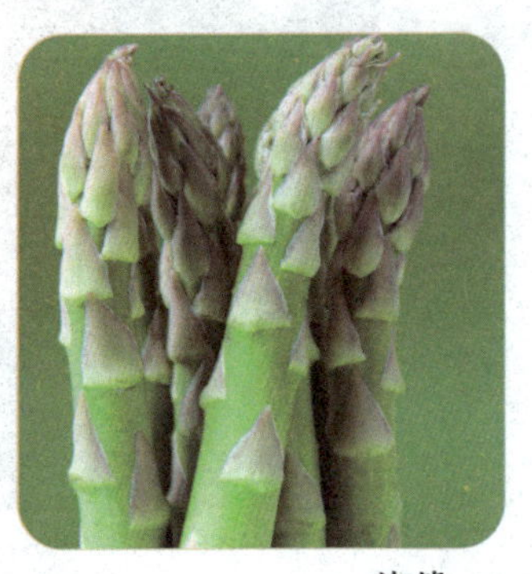
芦笋

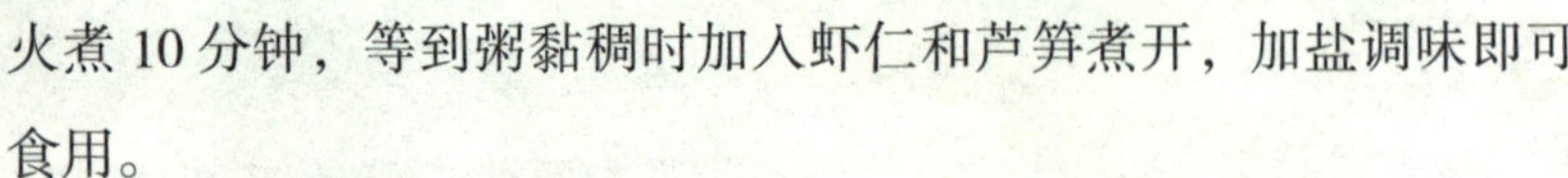

火煮 10 分钟，等到粥黏稠时加入虾仁和芦笋煮开，加盐调味即可食用。

【功效】润肺、抗癌，是肺结核、癌症患者的食疗佳品。

吃对胡萝卜，防癌有效果

科学研究发现，当 β－胡萝卜素进入人体消化道后，能增强人体的抗癌能力。这是因为经过消化的胡萝卜素，可转化为维生素 A，维生素 A 对胃癌、膀胱癌、结肠癌、乳腺癌等均有明显的抑制作用。而且，胡萝卜素还含有维生素 C 和木质素等多种成分，这些成分同样具有抗癌功效。

专家建议，在烹调胡萝卜时，不要将其切开，整个水煮或烤着吃，可以将胡萝卜的抗癌效力提高 20%。若将胡萝卜“整根”丢进锅里煮，不仅可以更有效地防止养分流失，还能让萝卜吃起来更可口。

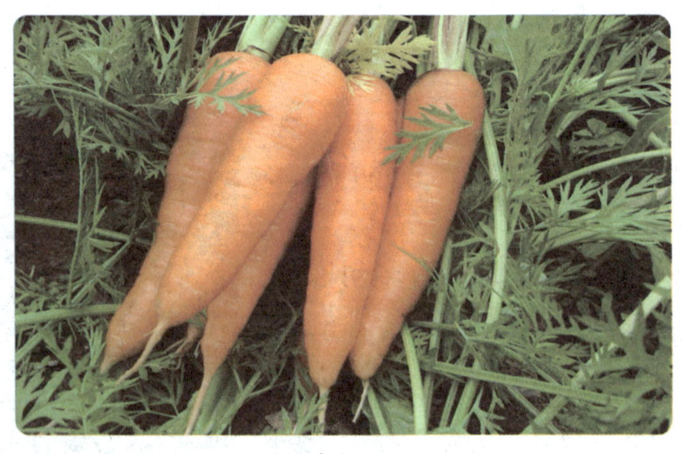

胡萝卜

第五章　自然疗法塑造肌体年轻态

番茄，最好的防晒食品

番茄富含抗氧化剂番茄红素，每天摄入40毫克番茄红素可将晒伤的危险系数减少40%。这是番茄红素在防晒伤方面所起的神奇作用。所以，多吃一些番茄可有效防晒。

【做法】每天吃一个番茄。

冰牛奶，晒后修复的法宝

夏天阳光太强，如果外出没有做到“防患于未然”，皮肤很容易被晒伤。一旦被晒伤，皮肤会灼热疼痛，严重者还会出现红斑，并伴有种种不适反应，如头痛、恶心、发热等。教你一招，让你轻松修复晒后皮肤。在皮肤感觉发热、发痒时立即进行冷敷，以便降低皮肤温度，减轻损伤。

【做法】将牛奶放入冰箱的冷藏室，温度控制在4 ~ 10℃，这个温度段的牛奶最适合做冷敷。将干净的薄毛巾浸入冷牛奶，拿出轻轻敷在晒伤的皮肤上。隔5分钟将毛巾浸换一次，一次敷30 ~ 60分钟，每天敷2 ~ 3次，这样持续3天左右，晒伤的皮肤就会得到修复。如果没有冷藏牛奶，也可以用牛奶兑凉白开进行冷敷。

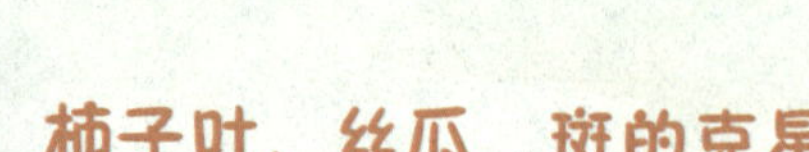

柿子叶、丝瓜，斑的克星

去斑的化妆品多是由化学物质如铅、汞、氢醌等制成，不良作用较大。试试最自然的疗法吧，让你的脸远离斑点，白嫩亮丽。

【方法一】用青嫩的柿子叶晒干研成细末，取50克，与50克白凡士林混合调匀装入瓶内，临睡时抹于斑处，早上洗去，一般连抹10～15天，斑可全去除。

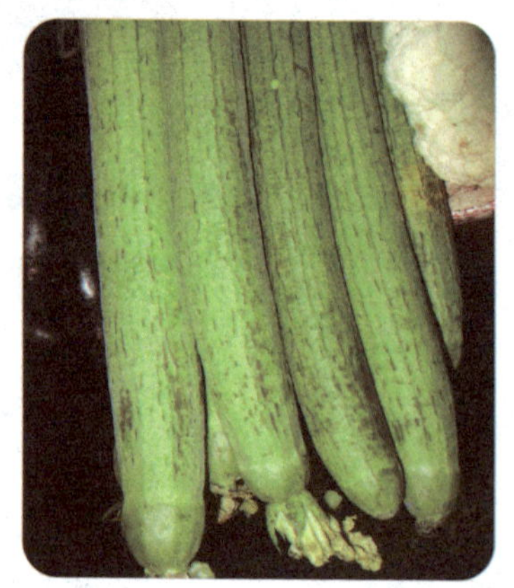

丝瓜

【方法二】将丝瓜洗净晒干，研为细末，每晚睡前用蜂蜜调和涂在面部，20分钟后用温水洗去。坚持1个月，不仅可去斑，还可去面部皱纹。

毛孔粗大，快做葡萄面膜

葡萄内含有天然的去角质和抗氧化剂，能够能给肌肤保湿，让肤色变得水润透亮。在葡萄大量上市的季节，用它做做面膜，让你的皮肤如丝般柔滑紧致吧。

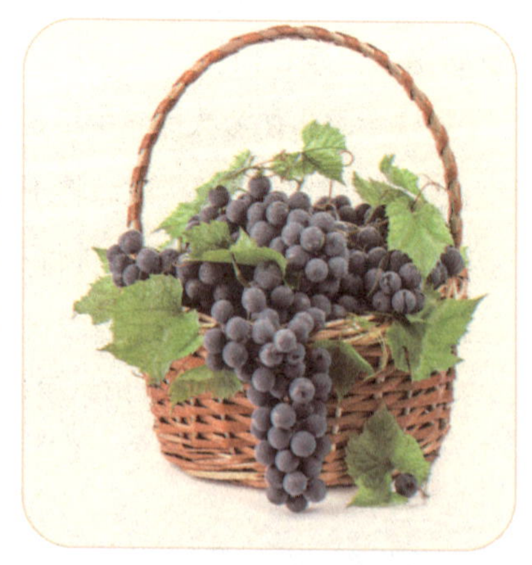

葡萄

【做法】先将葡萄籽取出，只留下葡萄肉与葡萄皮，然后用榨汁机打成汁，再以压缩面膜吸收即可使用。将面膜敷在脸上，保持 10 ~ 15 分钟。你将会感到皮肤清爽、紧绷，15 分钟后用温水洗净，拍干水分并按照日常护肤的步骤涂上保湿霜即可。

香菇面膜，让脸蛋弹出水来

香菇又名香蕈，被誉为“蘑中的皇后”，是食用菌中的一个珍贵品种，含有多种对人体健美和皮肤滋养都十分有益的营养成分，香菇面膜是美容的佳品。

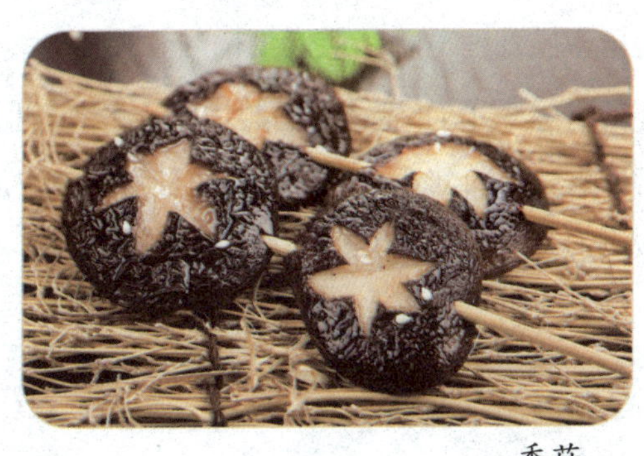

香菇

【做法】取有自然芳香气味的优质香菇几个，先用流水将尘土冲洗干净，将菇伞朝下放入适量温水中浸泡约 1 小时，待香菇变软后，挤干水分，放入搅拌机中，加入 2 ~ 3 小勺牛奶，蜂蜜 1 小勺，搅打成稀糊状。将适量蛋清与香菇牛奶糊搅拌均匀即可。

【用法】在脸上薄薄地涂抹一层即可，不宜过量涂抹。

甘草鲜奶敷脸，去痘不留痕

甘草中含有甘草酸，能够帮助人体消炎杀菌，对脸部的痘痘、疹类等有很好的抵抗作用，能够作用在脸部的伤口上面，促进治愈伤口。脸上长痘痘了，痘痘消退后会在你的脸上留下“印记”，试试甘草面膜，连用 1 个月，可使痘印消失。

【原料】甘草粉5克，薏苡仁粉4克，牛奶10毫升。

【做法】将甘草粉、薏苡仁粉及牛奶混合放于碗中，充分搅拌调匀待用。

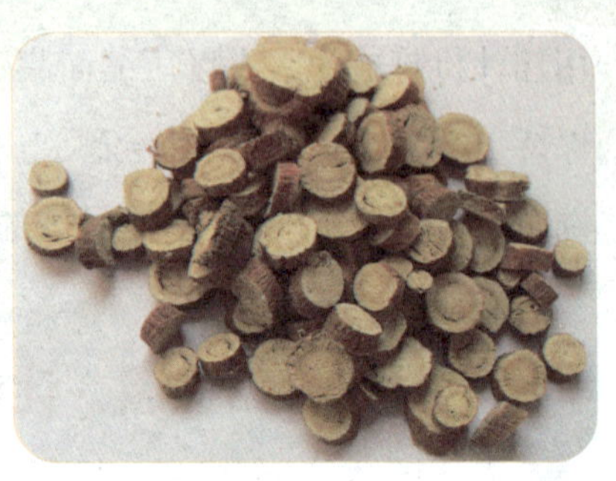
甘草

【用法】温水洗脸后，以热毛巾敷脸约5分钟，取适量调制好的甘草鲜奶面膜外敷于脸上20分钟，干后用手指搓掉面膜，然后清水洗净面部，并进行肌肤的日常保养。每日1次，连用2～4周，痘印或色斑即可淡化。

自制肚膜，消除顽固妊娠纹

抽出几分钟时间，自制一份肚膜，经常使用即可成功消除妊娠纹。

【原料】蛋清、面粉、橄榄油，按照1:5:2的比例调和。

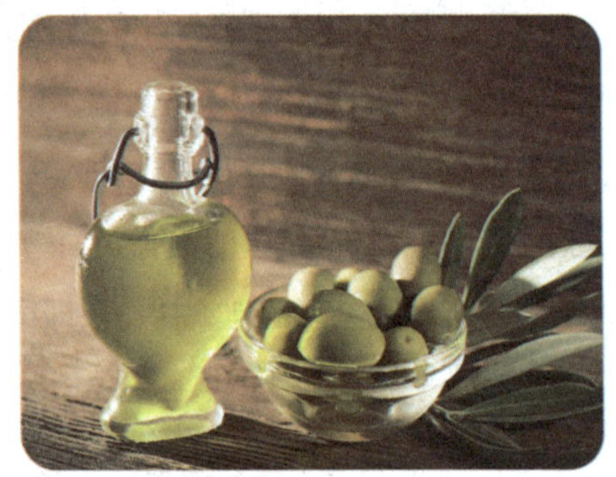
橄榄油

【方法】调好肚膜以后，将腹部洗净，先滴几滴橄榄油，轻轻按摩腹部妊娠纹区10分钟，这样可以让皮肤充分滋润，然后将鸡蛋清敷在局部，搓揉10～20分钟去掉，擦干再做一下腹部按摩。

木瓜酸奶面膜，去角质效果好

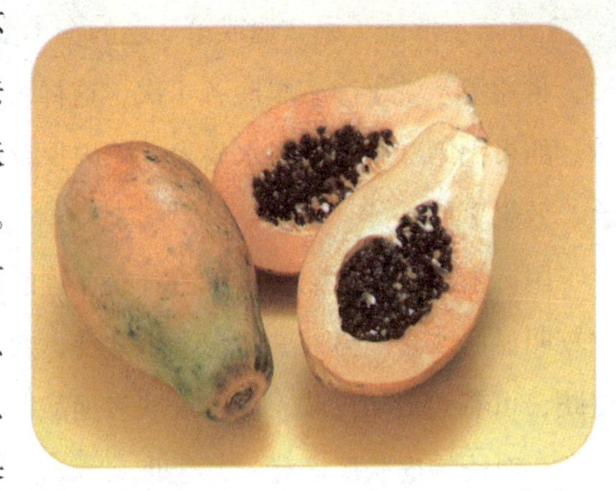
木瓜

酸奶中的乳酸有不错的保湿功效，还有去角质的作用，可让肌肤快速恢复光泽、嫩滑。木瓜含丰富的糖分、有机酸、脂肪、蛋白质、B族维生素、维生素C、维生素G等，未成熟果的乳液中含有2种生物碱：一为木瓜蛋白酶，一为脂肪酶，这些滋润肤质的作用。

【做法】将木瓜切成两半，去皮去籽。取1/4木瓜，切成2厘米见方的小块，放入榨汁机打碎。操作前可根据需要放入适量清水。将搅拌成泥状的木瓜倒入面膜碗。加入适量的酸奶与面粉混合，一起搅拌均匀，调成糊状。

【用法】使用前先用热毛巾把面部擦净，再将木瓜酸奶面膜厚厚涂满脸部，一定注意避开嘴唇、眼睛周围，也可以先在这些部位放置湿棉片，半小时后用温水洗净。

脸上油腻腻，就用淘米水

淘米水去污力极强，且没有任何化学物质，比洗洁精可好用多了。用淘米水可刷洗碗碟，去案板异味，洗掉菜刀上的铁锈……

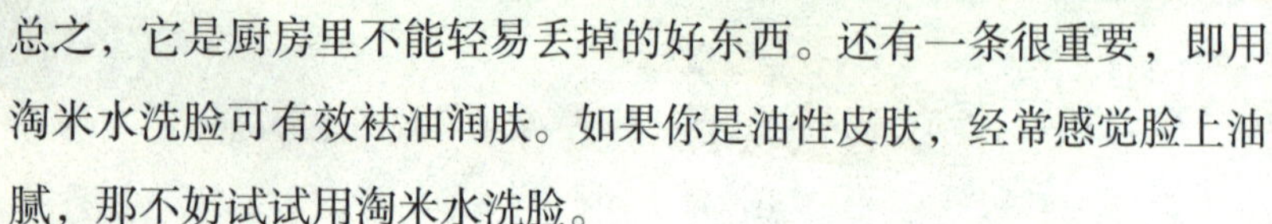

总之，它是厨房里不能轻易丢掉的好东西。还有一条很重要，即用淘米水洗脸可有效祛油润肤。如果你是油性皮肤，经常感觉脸上油腻，那不妨试试用淘米水洗脸。

【用法】取洗了第2遍或第3遍的淘米水涂在脸上，按摩20分钟，再用清水洗干净，早晚各1次，这样可使皮肤又白、又嫩、又滑。如果把第2遍的淘米水放入冰箱内保存一夜，次日加入温水洗脸，效果更佳。

用淘米水洗脸可隔一两天用一次，连续使用1个月，皮肤会有比较明显的改善。另外，将淘米水煮沸，放适量食盐，冷却后外擦皮肤，可有效清洁皮肤，调整皮肤表面酸碱度，抑制病原微生物的生长，对防治皮肤瘙痒有一定益处。

脱发是“头”等大事

脱发是“头”等大事，怎可轻视！别羡慕别人的头发了，快试试下面的方法，秀发如云将不再是梦想！

【方法一】取适量盐煮浓汤，将浓盐汤轻轻涂敷头发根部，约5分钟后再用清水洗净，每日早、晚各1次，连续15天为1个疗程，可防治头发脱落。

【方法二】取1勺蜂蜜，1个生鸡蛋黄，1勺蓖麻油，2勺洗发水，适量葱头汁兑在一起搅匀，涂抹在头皮上，裹上保鲜膜，可热敷保鲜膜。2小时后，用洗发水洗干净头发。主治头发稀疏。

【方法三】取30克生姜皮焙干，与等量人参混合研为细末，另取生姜切断蘸末于落发处擦之，隔日1次。主治精神因素导致的脱发。

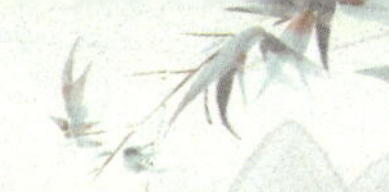

黑木耳，排毒、减肥还养颜

黑木耳营养价值高，药用价值也相当高。它不仅能润肺补脑、活血止血，还可降低血液中胆固醇和三酰甘油的含量。另外，黑木耳美体纤身的效果也不错，主要由于它所含的植物碱具有促进消化的作用，因此在健康减肥食谱中是必不可少的。

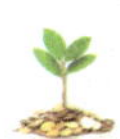

小方子

素炒黑木耳

【原料】水发黑木耳 200 克，红椒 1/2 根，花椒适量，大料、酱油、油、姜、葱各适量。

【做法】油热后放入姜、葱及红椒炒香，然后放入黑木耳，稍煸后加入酱油及适量的水，大火烧开，再放花椒、大料改小火炖约 8 分钟，熄火装盘即可。

凉拌黑木耳

【原料】黑木耳、青红椒、胡萝卜、蒜泥、盐、味精、胡椒粉、干辣椒泡的水、凉拌醋适量。

【做法】将清洗干净的黑木耳用手撕成小片，青、红椒和胡萝卜都切成丝，锅上烧水将黑木耳焯熟，接着焯青红椒和胡萝卜丝。把焯好的黑木耳、青红椒和胡萝卜丝放碗里，加蒜泥、辣椒水、盐、味精、胡椒粉、凉拌醋等一起搅拌均匀即可。

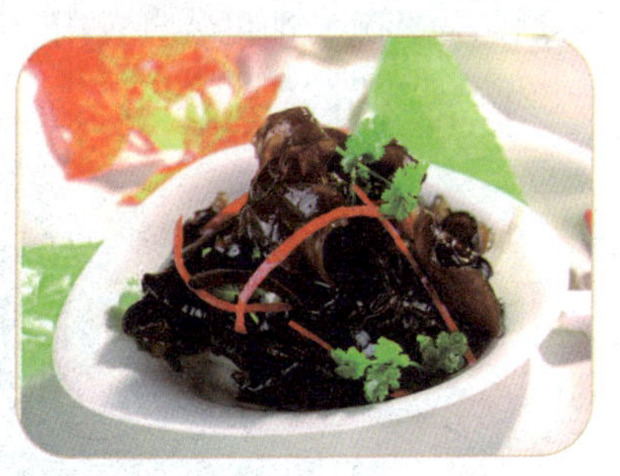

凉拌黑木耳

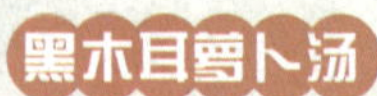

黑木耳萝卜汤

【原料】黑木耳 100 克，白萝卜 250 克，盐、味精各适量。

【做法】将黑木耳用水泡，去杂质洗净。白萝卜去皮切块，与黑木耳一同放入锅中煮汤。熟烂后放盐、味精食用。

【功效】消腻降脂，减肥，是减肥瘦身的理想食品。适用于肥胖症。

黑木耳红枣汤

【原料】猪里脊肉 100 克，黑木耳 10 克，红枣 8 枚，姜片、料酒、盐各适量。

【做法】先将猪里脊肉洗净切成丝；将黑木耳泡发后洗干净，去掉根部，切成粗丝备用；枣清洗干净切成两半，去掉枣核；锅中放水，将猪里脊肉丝、黑木耳丝、红枣、姜片一起放入锅中；加料酒，用大火烧开后，再用文火煮 20 分钟；用勺撇去汤表面的浮沫，然后加盐调味，即可装盘食用。

【功效】驻颜祛斑、健美丰肌、健康减肥瘦身。

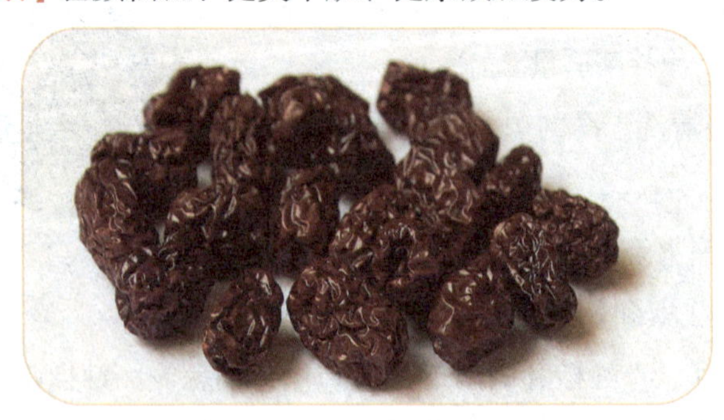

红枣

黑木耳豆腐汤

【原料】黑木耳 25 克，豆腐 200 克，盐少许，鸡汤 1 碗。

【做法】先将水发黑木耳洗净，大的撕成小朵，豆腐切成片；将豆腐与黑木耳加入鸡汤、盐，同炖 10 分钟，装盘即可食用。

【功效】降脂，可降低胆固醇含量。

自己拔罐，远离“大象腿”

拔罐不仅能够疏通经络，促进人体新陈代谢，取得整体减肥的效果，还能达到瘦小腿、瘦臀部等局部减肥效果。如果在拔罐的同时配合燃脂精油或减肥精油，可加速新陈代谢所产生的毒素和多余脂肪有效地排出体外，使减肥效果达到极致。长时间的办公室久坐或长时间站立会导致身材变形，会将脂肪堆积于下身，令大腿、小腿变粗。另外，爱吃咸的食物，或突然饮大量开水，水分不能及时排出体外，肌肉长时间无法伸展，也容易令腿部变粗、形成腿部水肿。浮肿的双腿让人顿时失去了轻盈与美丽，试试拔罐，告别“大象腿”。

【方法一】拔罐前，先在所拔部位的皮肤或罐口上，涂上一层凡士林、板油等润滑油作为介质，拔罐时在双腿肥胖部位将罐体推拉移动，以扩大作用面，每次 5 ~ 10 分钟，每周 2 ~ 3 次。

【方法二】在肚脐处拔一个火罐，以脐部为圆心，四指伸直并拢的宽度为半径，划一个圆圈，分别在圆圈周围拔火罐，留罐 15 ~ 20 分钟，每周 2 ~ 3 次。

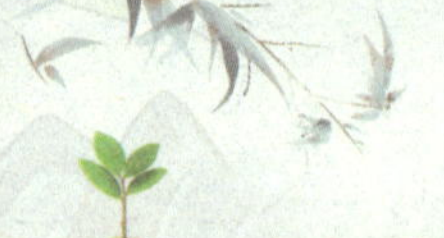

魔芋的瘦身效果如此厉害

魔芋，是大家再熟悉不过的食品了。你发现没有，魔芋食品无需多吃，即给人以饱腹感，自然就会抑制对其他食物的摄取。所以，魔芋减肥能达到一定的效果。

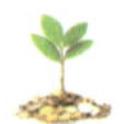

小方子

魔芋粉泡水

【原料】魔芋粉。

【做法】在杯中加入 3 ~ 5 克魔芋粉，先用温水调匀，再加沸水搅拌即可。

【提示】1 天喝 3 次，每日餐前饮用最有效果。如果觉得味道太苦，可以加入蜂蜜一起饮用。

炒魔芋

【原料】魔芋 400 克，泡椒 10 克，小葱 10 克，大蒜 5 克，泡豇豆 15 克，葵花籽油适量。

【做法】材料准备好之后，将魔芋切丝，放入开水中煮 5 分钟。然后将魔芋

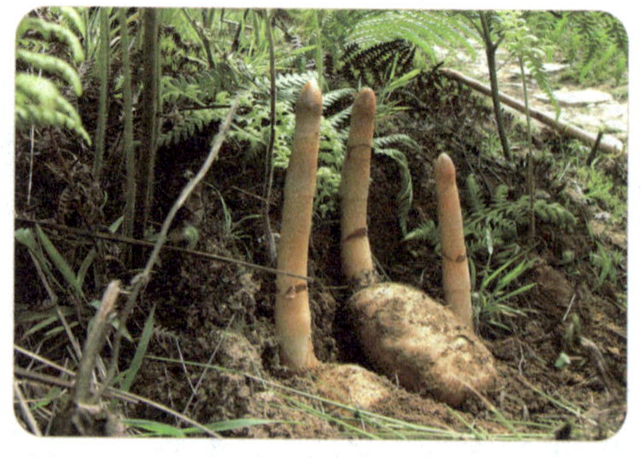

魔芋

丝全部沥出来再放到清水中漂一会。这样是为了去碱，吃起来不上火。接着再捞起来沥干，放一旁备用。将葱切成长段，蒜、泡椒、泡豇豆剁碎。锅内放油，待油烧至七成热时，放入泡椒和泡豇豆，炒香之后放入蒜，然后和魔芋丝一起翻炒，加入少许水，再加入盐、味精，快要起锅时放入葱段，翻炒一下即可。

【提示】记得控制油的量，尽量少，翻炒的时候要加水，这样翻炒的魔芋吃起来口感劲道，很有嚼劲。放上尖椒可能使你食欲更好。

五彩魔芋瘦身菜

【原料】魔芋500克，鸡蛋2只，青辣椒1只，红辣椒1只，鲜香菇5朵，葱1根，姜2片，盐、辣椒油、香醋、浓缩鸡汁、酱油、香油各适量。

【做法】鲜香菇清洗干净去蒂部，切成条状；青、红椒洗净去蒂和籽，切成滚刀块；葱洗净切成葱花；姜剁成蓉；魔芋洗净沥干水待用。锅内放水，水开后撒入1汤匙盐搅匀，先将魔芋倒入沸水中焯2分钟，再倒入鲜香菇、青红椒块、葱花和姜蓉烫1分钟，用滤网捞起全部食材，沥干水晾凉。水再次烧沸后放入鸡蛋，用旺火煮5分钟，捞起泡入清水中，剥去鸡蛋的壳，切成数瓣待用。将所有食材放入大碗里，加入2汤匙辣椒油，2汤匙香醋，2汤匙浓缩鸡汁，1/3汤匙盐，1汤匙酱油和1汤匙香油拌匀腌制15分钟，即可装碟。

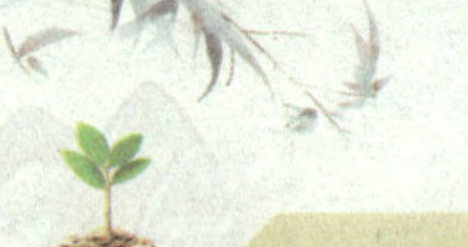

芹菜加香菇，甩掉多余的肉

芹菜大部分为水分及膳食纤维，含维生素A和维生素C，性甘凉，除了降血压、降血脂，还可清内热。香菇可以抑制胆固醇含量的增加，可减肥。芹菜配香菇食谱，减肥效果十分显著。这里再给大家一个提示：不少人吃芹菜时只吃茎不吃叶，以后可要改变这种做法。据营养学家研究，芹菜叶中有10项营养指标超过了茎。其中，叶中胡萝卜素、维生素C、维生素B_1、蛋白质、钙的含量均超过茎数倍。可见，芹菜叶的营养价值也是不容忽视的。

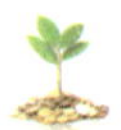

小方子

芹菜炒香菇

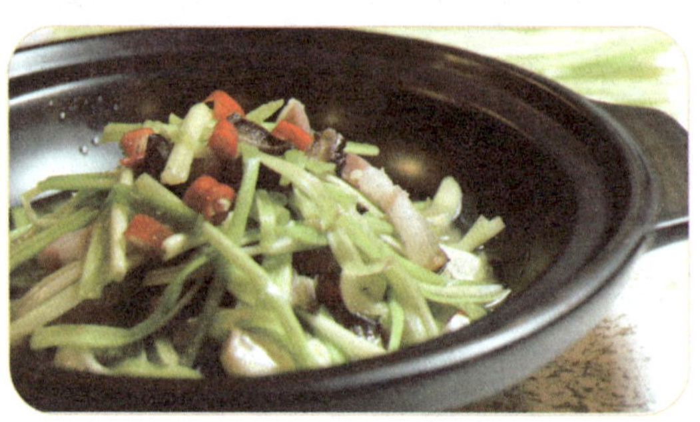

芹菜炒香菇

【原料】芹菜300克，鲜香菇50克，大葱25克，姜25克，料酒20克，白砂糖5克，盐10克，味精10克，胡椒5克，花生油和香油各适量。

【做法】将香菇仔细洗净切细粒放入碗中，加入部分料酒、盐、味精、胡椒粉、鸡汤、葱段、姜片，上笼蒸10分钟使其入味，取出，去掉老根，改刀切成丝，待用。将芹菜去掉叶子和根，洗净，撕去老筋，用斜刀法将其切成丝，待用。剩余的葱、姜改刀同样切成丝。锅烧热，加入油烧热，放入葱、姜丝炒香，接着加入芹菜丝煸炒至出香味，烹入余下的料酒，加入余下的盐、白糖、味精，放入香菇丝煸炒均匀，起锅时滴入少许香油即可装盘。

芹菜香菇粥

【原料】芹菜适量，香菇数朵，枸杞子 10 粒，大米半碗，鸡汤 1 碗，盐、鸡精与油各适量 。

【做法】芹菜洗净切丁，香菇洗净切丁，枸杞子洗净，大米洗净后用水泡 30 分钟。锅放在火上，以大火烧沸，放入大米和鸡汤，水再次煮开后转用小火熬 30 分钟即可熄火。另取一锅烧热油，下芹菜丁、香菇丁，翻炒出香味后放到熬好的粥里，加盐适量继续煮 15 分钟，放入枸杞子和鸡精调味就好了。

芹菜香菇水饺

【原料】芹菜 200 克，猪肉 500 克，面粉 500 克，香菇数朵，油、盐、姜、葱、鸡精、十三香、蚝油各适量。

【做法】将芹菜、香菇洗净沥干水切碎，将猪肉和姜葱一起剁成馅，将菜和肉加盐、生抽、十三香、葱末、蚝油、鸡精搅拌均匀；将面粉和成面团，切成小块压扁擀成圆形饺子皮；将馅料放入圆皮中，捏紧封口。锅加水烧开，放入饺子煮开，中间点水 3 次，煮熟后捞出即食。

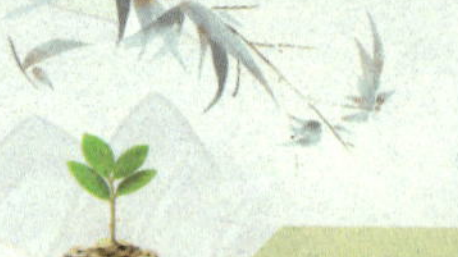

绿豆芽为什么能减肥

绿豆芽能减肥，主要原因是绿豆芽产热少，不易形成脂肪堆积皮下。豆芽卡路里含量低，而且是零脂肪，吃多少都不会胖。中医认为，绿豆芽味甘，性凉，不仅能清暑热、通经脉、解诸毒，还能调五脏、美肌肤、利湿热。利用绿豆芽的这些药理作用，可制成多款减肥食谱。

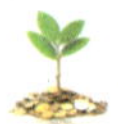

小方子

凉拌绿豆芽

【原料】绿豆芽 250 克，盐、糖、鸡精、醋、香油各适量。

【做法】首先把绿豆芽清洗干净，锅入放水，水烧开后把洗好的绿豆芽倒进去煮熟（煮 2 ～ 3 分钟就可以了）。将煮好的绿豆芽捞出，沥干水分，装入一个较大的碗。往绿豆芽里加入盐、糖、鸡精适量，拌匀，根据自己的口味倒入适量的醋，再淋上少许香油，即可上桌。

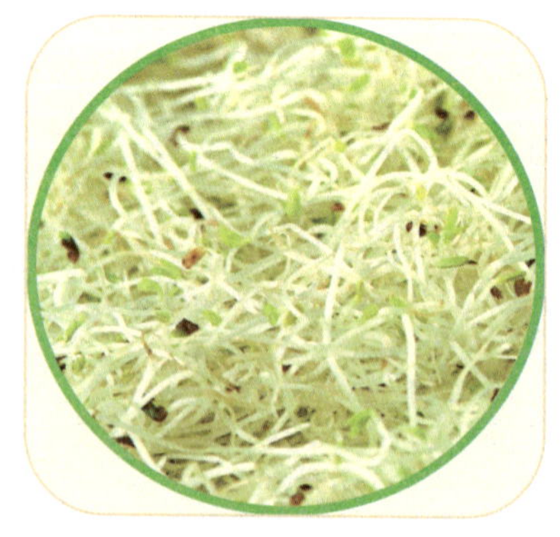

绿豆芽

绿豆芽黄瓜汤

【原料】绿豆芽180克，香菜30克，黄瓜150克，川盐、香油、鸡精、鲜汤各适量。

【做法】将黄瓜削去两头，洗净，切成丝；将香菜择去黄叶，去蒂洗净，剁几刀；将绿豆芽洗净备用。锅内放入鲜汤、川盐烧沸，下绿豆芽煮至熟，放黄瓜丝、鸡精推匀，起锅放香菜、香油即成。

绿豆芽炒鳝丝

【原料】绿豆芽100克，鳝鱼150克，甜椒1个，绿菜椒1个，老姜1小块，盐适量、淀粉、味精各适量。

【做法】鳝鱼清洗干净，放入沸水焯片刻，捞起控水切丝；甜椒、菜椒、老姜切丝。锅中加水烧沸后倒入绿豆芽、椒丝焯一下捞起过凉水，沥干待用。锅内放少量油烧至八成热后倒入姜丝、鳝丝和全部原料翻炒至断生。将盐、淀粉、味精、加水调成芡汁，入锅勾芡起锅即成。

醋溜绿豆芽

【原料】绿豆芽300克，小葱、大蒜、干辣椒、香醋、生抽、蚝油各适量。

【做法】绿豆芽洗净，沥干水分；小葱切成葱花，大蒜切成碎末。锅中少放一点油，加入蒜末、葱花、干辣椒翻炒出香味，再加入绿豆芽翻炒至软，调入生抽、蚝油和香醋，翻炒均匀即可出锅。

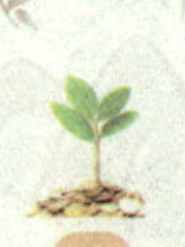

常吃冬瓜，减肥美容两不误

冬瓜的营养价值极高，兼具美容功效，而且其中所含的丙醇二酸，能有效地抑制糖类转化为脂肪。加之冬瓜本身不含脂肪，热量不高，对于防止人体发胖具有重要意义，还有助于体形健美。

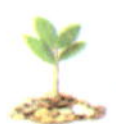

小方子

冬瓜荷叶汤

【原料】鲜荷叶1张，鲜冬瓜500克，盐少许。

【做法】将荷叶洗净，撕成碎片；冬瓜洗净，去皮、籽，切块片。将荷叶片、冬瓜片一起放入锅中，加清水适量共煮成汤，烧沸后拣去荷叶，加盐调味即成。

冬瓜排骨汤

【原料】排骨250克，冬瓜250克，姜4片，盐适量，味精少许，热开水4碗。

【做法】排骨洗净，以滚水煮过，去浮沫，洗净备用；冬瓜去皮、籽，切块状；姜切片，或小块；取一只大汤碗，盛4碗热开水，将冬瓜块、排骨块及姜丝放入，以中火煮15 ~ 20分钟，炖至冬瓜块变透明，取出加盐及味精调味即可。

冬瓜海带汤

【原料】冬瓜 500 克，海带 4 块，陈皮 2 块，瘦肉 250 克。

【做法】将冬瓜去皮然后洗净，海带清洗干净后切断，然后连同陈皮和瘦肉放进煲中，加入 8 碗水，煲约 2 小时，加盐调味即可饮用。

冬瓜香菜汤

【原料】冬瓜 500 克，香菜 25 克，芝麻酱、葱白丝、精盐、味精、花椒、香油各适量。

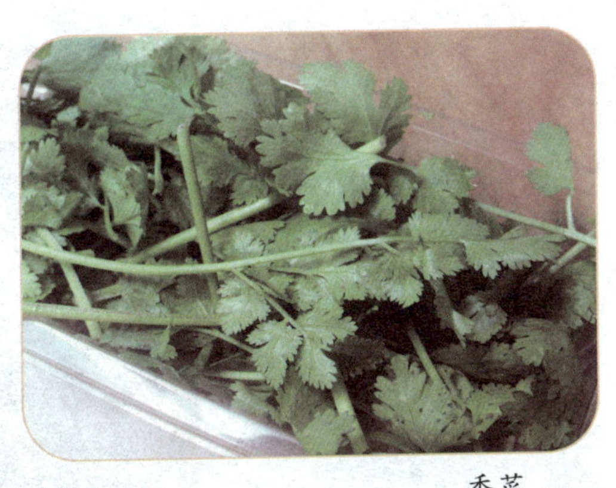
香菜

【做法】将冬瓜削去外皮（留一点儿青皮），去掉内瓤及籽，冲洗干净，切成棋子大块，用少许盐腌 5 分钟，去水备用；香菜择洗干净，切成小段；芝麻酱放小碗内，用香油调稀。炒锅烧热，倒入油烧至六成热，放入冬瓜片炒至嫩绿时捞出控油待用。炒锅放入清水和冬瓜块，加几粒花椒、精盐同煮至熟，汤汁渐少时，将芝麻酱淋入锅内，不断翻炒，撒入味精炒匀，出锅装盘，上面放上葱丝和一半香菜。炒锅洗净上火烧热，倒入少许香油，烧热后倒在葱丝和香菜上，再撒上另一半香菜即成。

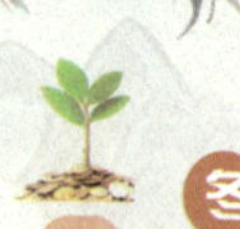

冬瓜绿豆汤

【原料】冬瓜500克，绿豆150克，葱15克，生姜5克，精盐少许，鲜汤500克。

【做法】汤锅洗净置旺火上，添入鲜汤烧沸，撇去浮沫。生姜洗净拍碎，放入锅内，葱洗净入锅，加入绿豆。冬瓜去皮、去瓤，洗净切块，投入汤锅内，烧至熟而不烂时，撒入盐，起锅即成。

冬瓜蚕豆汤

【原料】鲜蚕豆200克，冬瓜200克，豆腐200克。

【做法】将鲜蚕豆洗净，冬瓜洗净去皮切块，豆腐切小块。锅中倒入少许底油，先倒入冬瓜块翻炒，随后倒入蚕豆和豆腐块，倒入清水没过菜。水煮开后，再煮2分钟即可关火，最后调入盐和香油。

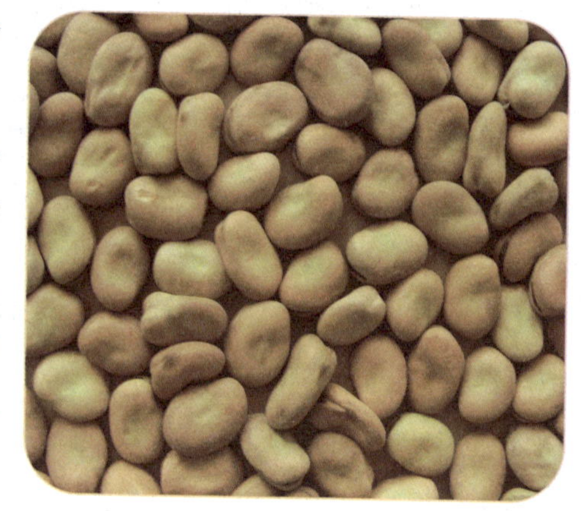

蚕豆

三日苹果减肥法

俗话说“一日一苹果，疾病远离我”，还有另一种说法叫“三日吃苹果，肥胖远离我”，苹果还具有减肥功效呢。采用“三日苹果减肥法”，不必挨饿、不必吃药、不必花钱，只要在3天内只吃苹果，吃饱为止，就可以减轻 1.5 ~ 2.5 千克。

【方法】在减肥的 3 天里，每天只吃苹果，可以按饮食习惯的早、中、晚进食，食量以不感觉饥饿为好。3 天之内不能吃其他食物。任何食物都会刺激你的肠胃，使食用苹果后正常的消化吸收功能紊乱，当然如果因为工作或其他无法抗拒的原因，也可以选择做 1 天或 2 天减肥，只要做到了，也可以收到效果。

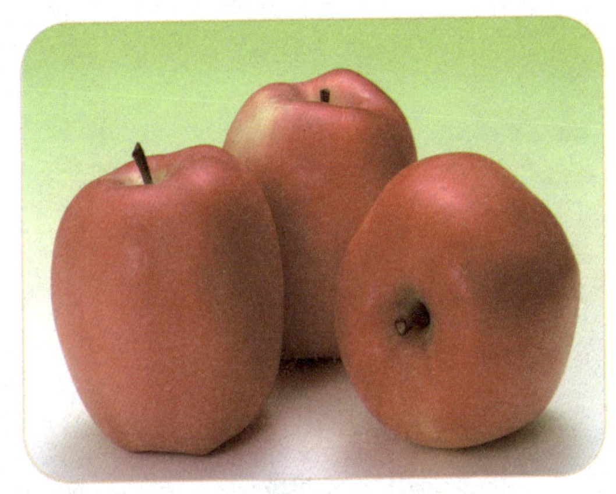

苹果

在这 3 天内，如果感觉口渴，可以喝白开水或没有刺激性的茶水，如薄荷茶、麦茶、红花茶、鱼腥草茶等。总之减肥期间，肠胃对食物及饮料十分敏感，所以不要喝含有咖啡因的饮料，如红茶、咖啡、绿茶、乌龙茶等，以免肠胃不适。

食用的苹果最好是红苹果，因为青苹果会刺激肠胃。另外，要选用新鲜的苹果，吃之前要洗净、削皮，避免有农药残存。

3 天苹果减肥，效果显著，如果在第三天的晚上出现便秘问题，可以冲洗肠道，这样效果更为显著。排便正常的人大可不必。

减肥结束后，由于 3 天没有进食食物，所以人的肠胃会很柔嫩，味觉也很敏感。进食要循序渐进，不要吃零食，一定要慢慢恢复饮食。饮食要清淡且不可过量。比如早餐喝些粥和稀饭，再加上两片面包和蛋糕，午餐、晚餐可依各人饮食爱好。苹果减肥等于身体消化系统的大扫除。最好每 1 ~ 2 个月就进行一次，直到减至理想体重为止。

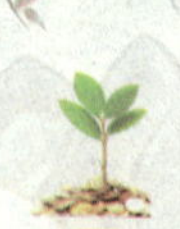

西瓜帮你甜甜蜜蜜瘦下来

西瓜中的氨基酸有利尿的功能，因此，吃西瓜后尿量会明显增加，可使身体的毒素顺利排出，新陈代谢自然就会好，达到减肥的效用。但是有些人觉得西瓜的糖分较多而不愿食用，那么也可以吃西瓜皮，西瓜皮的减肥消肿功能比果肉还要好呢。

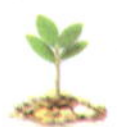

小方子

西瓜番茄汁

【原料】西瓜、番茄。

【做法】用压榨器压出西瓜瓤汁，将番茄用沸水冲烫后去皮，切碎去籽，压出汁水。两汁和匀，随时饮用。

【功效】西瓜和番茄都是经典的减肥水果，这款西瓜番茄汁在帮助爱美人士补充维生素的同时，还能依靠西瓜和番茄本身所具有的丰富的膳食纤维，达到很好的减肥功效哦。

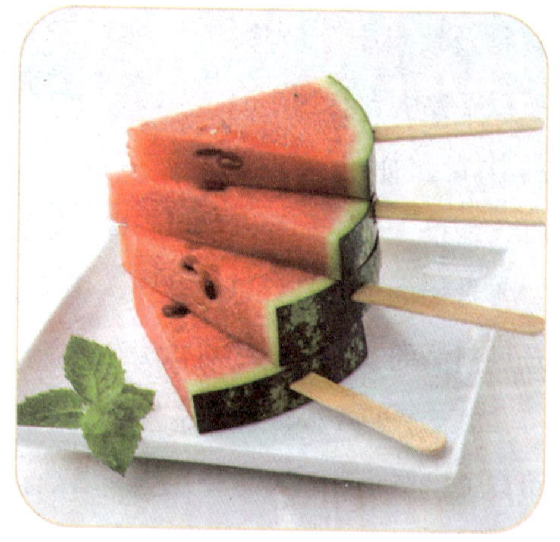

西瓜

柠汁翠衣

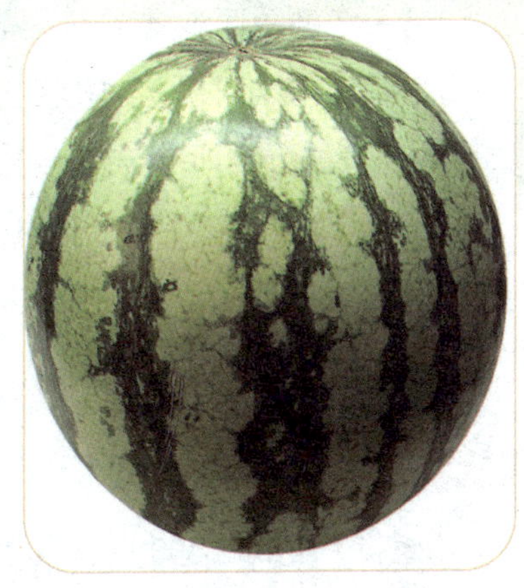
西瓜

【原料】西瓜皮、柠檬、白糖、盐。

【做法】将瓜皮切下表皮部分，用刨皮器将瓜皮刨成薄片，接着加入少许盐，腌制10分钟，倒掉腌出的汁，再加入适量白糖，拌匀；最后挤入柠檬汁，用刨皮器刮入少许柠檬皮拌匀即可。

【功效】西瓜皮中含糖量少，所以很适合减肥食用，柠檬所具有的酸对酸解体内的脂肪也有一定的作用。将西瓜和柠檬的优点结合起来的这款果汁，瘦身效果自然明显。

瓜皮蛋汤

【原料】西瓜皮200克，鸡蛋1只，西红柿1只，盐、味精、香油各适量。

【做法】西瓜皮削去外层青皮与内层红瓤，切细条；西红柿切片；鸡蛋打散。汤锅加水，放入西瓜条煮开，然后再依次下入西红柿片，淋入蛋液，加入盐、味精、香油调味即可。淋入蛋液前，可在汤中加少量淀粉液，这样可使蛋液不散。

【功效】这款瘦身汤不仅味佳色艳，而且能消暑利尿，帮你消除全身水肿，快快瘦下来。

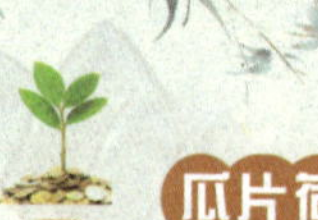

瓜片荷叶茶

【原料】新鲜西瓜皮1块，鲜荷叶30克。

【做法】将西瓜皮切小块，荷叶切丝，然后把所有的材料放入沸水中煎煮3分钟即可。

【功效】荷叶能治百病，同时也具有瘦身的功效，西瓜皮中的含糖量少，很适合减肥时食用，这一款饮料可以排除体内毒素，帮助分解脂肪。

红椒西瓜皮

【原料】西瓜皮300克，葱2条，盐、红辣椒、味精各适量。

【做法】切掉西瓜的红瓤和外层硬皮，将瓜皮切成细条，撒盐腌着备用。把西瓜皮挤干水分。红辣椒切丝，放少许盐在油锅中炸一下，再倒进西瓜皮炒2分钟，然后放味精、小葱，翻炒几下就可以起锅了。

【功效】此菜不仅瘦身，而且色泽悦目，红辣椒配淡青的瓜皮，吃起来满口生津。

西瓜皮泡浴

如果你不爱吃西瓜，那就用西瓜皮泡浴排毒。西瓜皮中含有多种酶成分，可促进脂肪和黑色素的分解，因此既美容又减肥。

【原料】西瓜皮600克，新鲜丝瓜皮300克，菊花50克。

【做法】所有材料混合放入锅中，加入适量的清水，煎煮10分钟。将煮好的汁液全部倒入热水中，身体直接进入浸泡即可。每次浸泡约25分钟。

【功效】具有排毒清热的作用，能帮助活血与减肥。而且西瓜皮本身具有很好的美肤功效，所以用它来沐浴，皮肤也会变好。

有氧运动，远离肥胖

几乎所有长寿的人和体型良好的人都说，体育锻炼能使人健康，锻炼是消耗脂肪的有效方法。事实确实如此，轻松地散步 1 小时，就可消耗 200 千卡（1 千卡 = 4.18 千焦）的热量，上下班时骑自行车，每小时可消耗 500 千卡的热量，而步行上楼梯，甚至可以每小时消耗 1080 千卡的热量。

体育锻炼对肥胖有预防和治疗的作用，但须选择有氧运动项目。这是因为，通过经常的有氧运动锻炼，人的心脏会更健康，脉搏输出量就更大些，身体每部分的供氧就不需要很多的脉搏数。这是最科学、最经济、最有效的减肥途径。建议选择慢跑和骑自行车。

【慢跑】要想通过跑步来瘦身，40 分钟是专家推荐的跑步时长，每日锻炼一次。通常跑步锻炼，可以消耗体内多余的脂肪，避免肥胖。

【骑自行车】这是很好的运动方法，但只有正确的骑车方式才能达到减肥效果。每次骑车锻炼的持续时间要确保在 30 分钟以上，以 40 ~ 60 分钟为宜，低于 30 分钟的蹬车运动，消耗的都是糖分。骑车锻炼需要持之以恒，每周要保证坚持运动 4 ~ 6 天为宜。

无论慢跑还是骑自行车，时间最好选择在每天清晨和饭前。由于未摄入食物，清晨锻炼身体更容易消耗体内堆积过多的脂肪，这是一个减肥的“黄金时间”。而在饭前运动可使食欲减退，食量减少，较多地消耗体内热能和糖分。

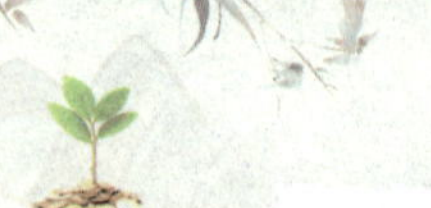

第六章　女性、男性那些难言之隐

“大姨妈”来了，红枣、红糖侍候着

女性在经期里会流失大量的血液，经期过后身体变得很虚弱，需要补血。“是药三分毒”，药补不如食补，月经期间应多吃一些利于“经水之行”的食品，为你的特别时期保驾护航。

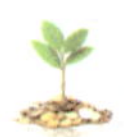

小方子

韭菜红糖汤

【原料】鲜韭菜 300 克，红糖 100 克。

【做法】将鲜韭菜洗净，控水切碎，捣烂取汁备用。锅内加清水少许，放入红糖煮沸，至糖溶后兑入韭菜汁，即可饮用。

【功效】具有温经、补气之功效。适用于气血两虚型之痛经，并可使皮肤红润光洁。

桂圆阿胶红枣粥

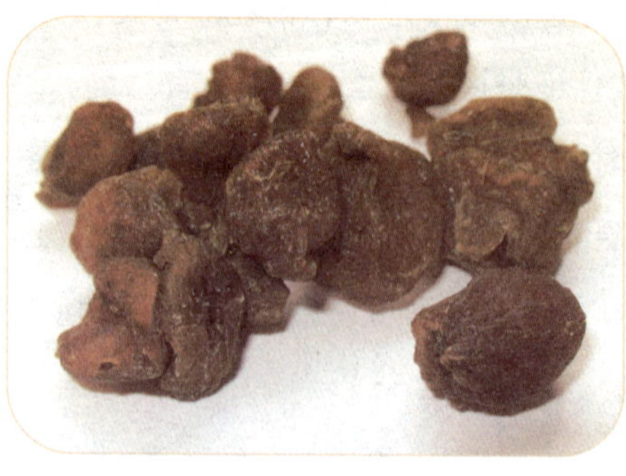

桂圆肉

【原料】粳米 100 克，桂圆肉 20 克，阿胶 20 克，红枣 10 枚，白酒 20 毫升。

【做法】将粳米淘洗干净，以冷水浸泡发胀，桂圆去除杂质，洗净；红枣洗净去核备用。将阿胶和白酒倒入一

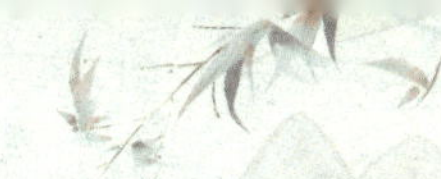

个小杯子，另取一大杯，放热水；将盛阿胶、白酒的小杯子放在热水中至阿胶融化。将桂圆、红枣放入锅中，加清水适量，以中火煮沸。下粳米，大火煮沸后，改小火熬粥，起锅前加入融化的阿胶，搅拌均匀即可。

【功效】具有补益心脾、养血安神的功效。

黑木耳红枣饮

【原料】黑木耳30克，红枣20枚。

【做法】将红枣洗净去核，将黑木耳清洗干净撕成小朵，将黑木耳和红枣加水煮沸，去渣服用。

【功效】具有补中益气，养血止血，美肤益颜功效。适用于月经过多，贫血及身体虚弱者。

首乌红枣粥

【原料】首乌60克，红枣5枚，粳米100克。

【做法】先将首乌洗净，加水煎，去渣取浓汁，加入洗净去核的红枣和粳米煮粥，粥将成，放入红糖适量，再煮片刻即可。趁热温服。

【功效】补肝益肾，养血理虚。

首乌忌铁器，煎汤煮粥时需用砂锅或搪瓷锅。

龙眼红枣粥

【原料】龙眼肉15克，红枣5枚，粳米100克。

【做法】将红枣洗净去核，与粳米同煮成粥，粥将成加入龙眼肉，趁热温服。

【功效】养心补脾，滋补强壮。

仙人粥

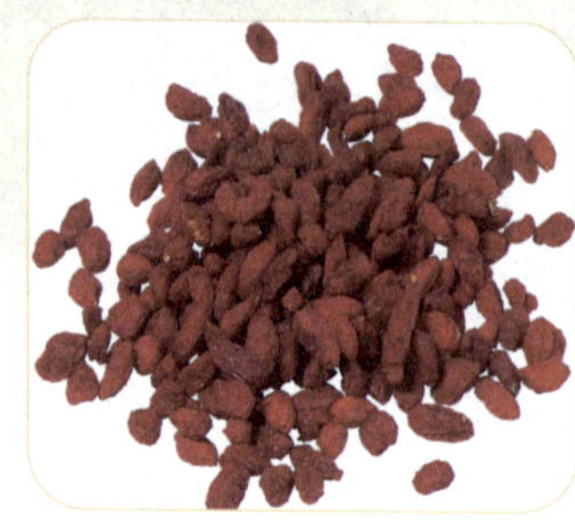
枸杞子

【原料】首乌、枸杞子各 20 克，粳米 60 克，红枣 15 枚。

【做法】砂锅放清水适量，放入首乌煎汁，去渣取浓汁放入粳米、红枣、枸杞子，以小火熬粥，粥将成放入红糖，趁热服用。

【功效】益肾抗老，养肝补血。

三红补血益颜粥

【原料】红枣 12 枚，枸杞子 30 克，血糯米 50 克，红糖 30 克。

【做法】红枣洗净去核与枸杞子、血糯米一同放入锅中，加清水适量，先用旺火煮沸，改用文火煨粥，粥将成时加入红糖，调匀。

【功效】有养肝益血、补肾固精、丰肌润肤的功效，适于营养不良，缺铁性贫血，面色苍白，皮肤较干燥及身体瘦弱者食用。体胖者忌食此粥。

乌梅红糖饮

【原料】乌梅 15 克，红糖 30 克。

【做法】将乌梅、红糖一起放入锅中，加水一碗半，煎至半碗，去渣取汁趁热服用。

【功效】具有补血止血，美肤养颜功效。适用于少女月经过多或功能性子宫出血。

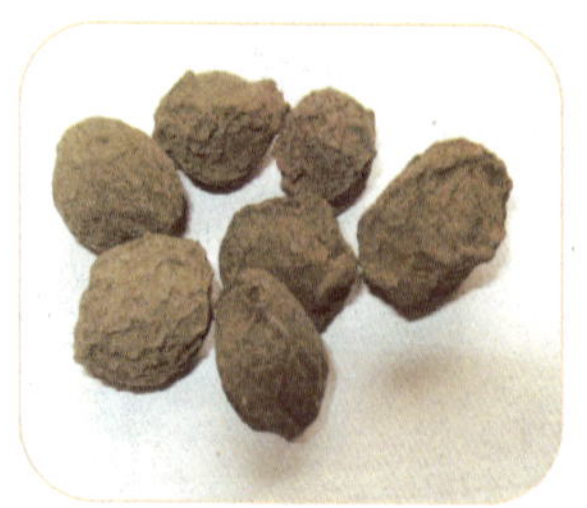
乌梅

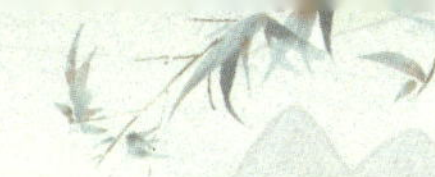

缓解痛经，几个小妙方真管用

有痛经史的女性特别害怕每月那几天的来临。当痛经发作时，小腹疼痛、甚至恶心呕吐、手足冰冷、冷汗淋漓……那几天对于她们来说真是苦不堪言。以下几个妙方帮你远离痛经。

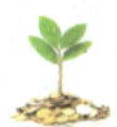

食疗法

益母枣茶

【原料】益母草 20 克，红枣 30 克。

【做法】将红枣洗净去核，和益母草、红糖一同放入锅中煎煮，取汁，分 2 次服用。

【功效】具有活血调经的功效。

姜枣红糖水

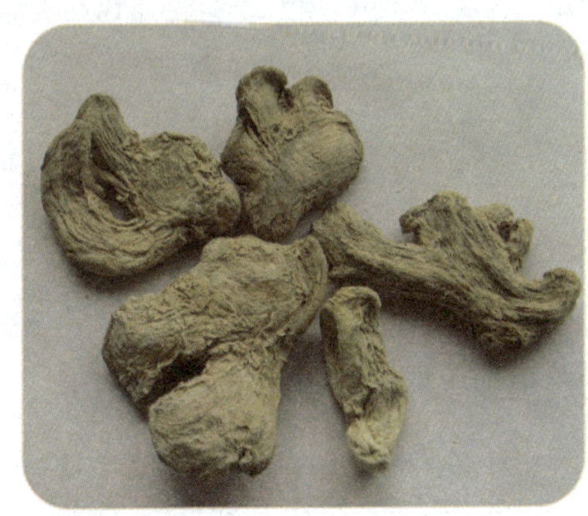

干姜

【原料】干姜、红枣、红糖各 30 克。

【做法】将红枣洗净去核，干姜切成碎末，加红糖一起煎煮，喝汤吃枣一举两得。

【功效】此水具有温经、散寒的功效。适用于女子寒性痛经以及黄褐斑。

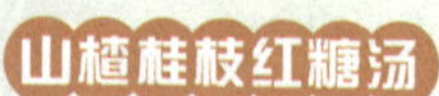

山楂桂枝红糖汤

【原料】山楂肉15克，桂枝5克，红糖30克。

【做法】将山楂肉、桂枝放入砂锅内，加清水2碗，用文火煎煮至1碗时，加入红糖，调匀煮沸即可。

【功效】此汤具有温经、通脉、化淤、止痛的功效。适用于女子寒性痛经症及面色无华。

姜汁薏苡仁粥

【原料】干姜和艾叶各10克，薏苡仁30克。

【做法】将干姜切成末，与艾叶一同加水煎煮取汁，将薏苡仁煮粥至八成熟时，放入姜、艾汁同煮至熟。

【功效】此粥具有温经、化瘀、散寒、除湿及润肤功效。适用于寒湿凝滞型痛经。

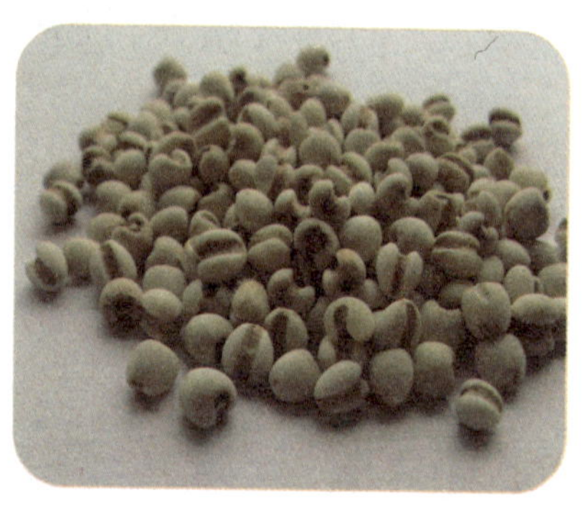

薏苡仁

玄胡益母草煮鸡蛋

【原料】玄胡20克，益母草50克，鸡蛋2个。

【做法】将玄胡、益母草与鸡蛋加水同煮，待鸡蛋煮熟后去壳，再放回锅中煮20分钟左右即可喝汤，吃鸡蛋。

【功效】此法具有通经、止痛经、补血、悦色、润肤、美容的功效。

姜枣茶

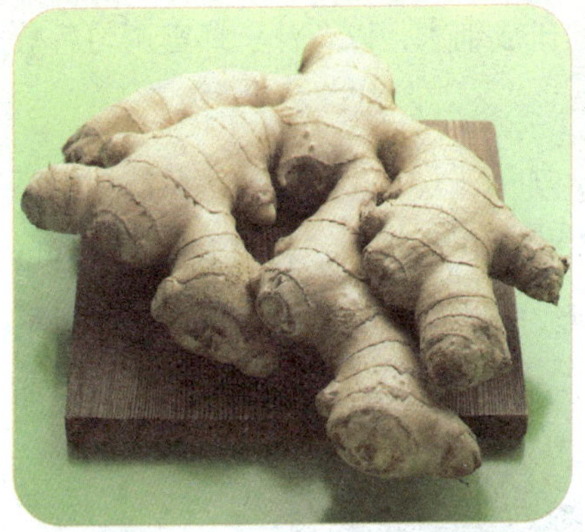

鲜生姜

【原料】鲜生姜3片，大枣5枚。

【做法】将生姜及大枣洗净并切碎，以沸水冲泡，代茶饮用。

【功效】此茶可散寒、止痛。适用于女子痛经及下腹冷痛。

当归茶

【原料】当归6克，川芎2克。

【做法】将当归与川芎放至杯内，以沸水冲泡，代茶饮用。

【功效】此茶可补血、活血。适用于经期腹痛、疼痛绵绵、体质虚弱者。

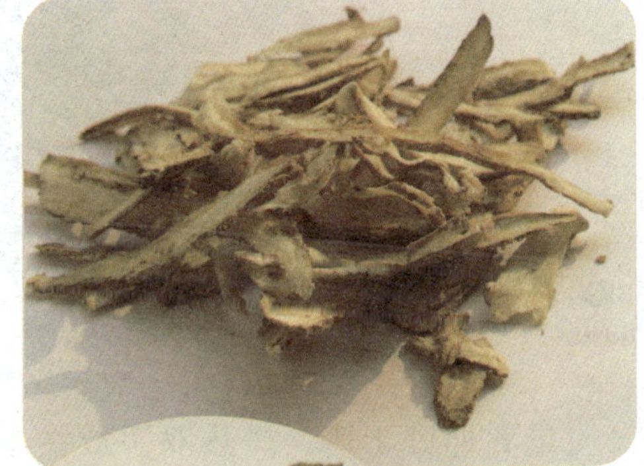

鲜生姜

川芎

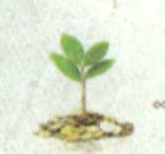

外敷法

①取川乌、草乌各6克一起研成细末，以葱汁、蜂蜜调匀后敷于腹痛处2～3小时。每日1次。

②取50克吴茱萸研成细末，加入少许凡士林，放入微波炉加热至凡士林熔化，取两块大小适当的卫生纱布，将混匀的吴茱萸、凡士林药膏夹于两块纱布中，敷于小腹部，于疼痛最明显处效果最佳。

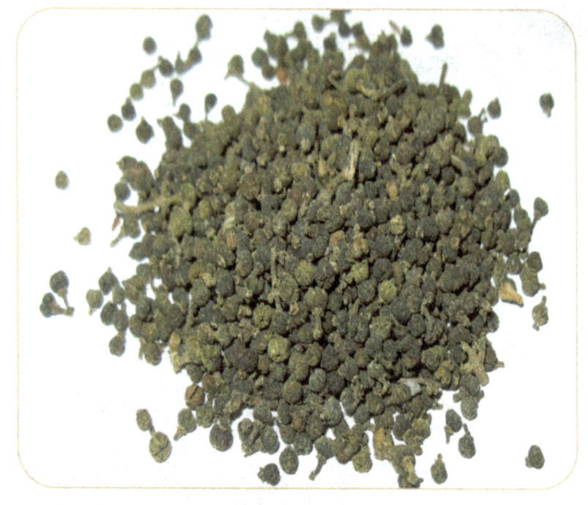

吴茱萸

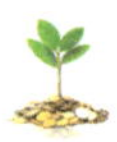

按摩法

患者仰卧于床，搓热双手放在小腹部，先由上至下按摩60～100次，再从左至右按摩60～100次，最后转圈按摩60次，以局部皮肤红润为宜，每日早、晚各1次。

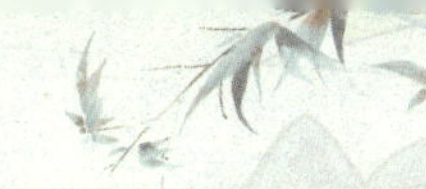

摆脱白带异味，小偏方轻松搞定

白带出现异味不但危害女性的健康，也是让女性难堪和尴尬的事。教你几个小偏方，让你不再为白带异味而苦恼。

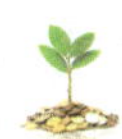

小方子

白果豆腐煎

【做法】白果10个（去芯），豆腐100克，炖熟后服用。

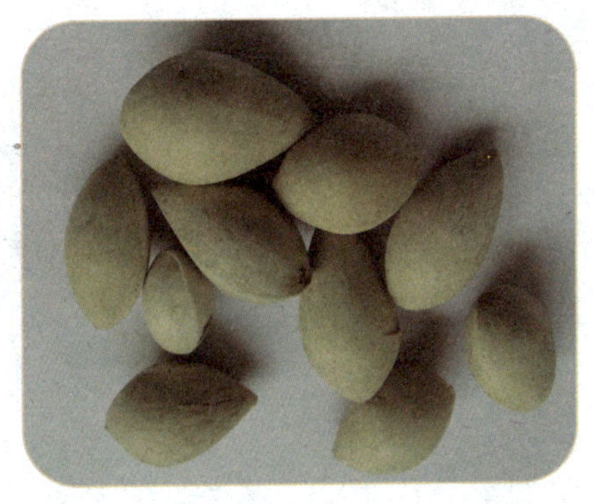

白果

三仁汤

【做法】白果仁10个，薏苡仁50克，冬瓜仁50克；水煎，取汤半碗饮服。每日1次。

鱼鳔炖猪蹄

【做法】鱼鳔20克，猪蹄1只；一同放砂锅内，加适量的水，以慢火炖烂，调味后即可食。每日1次。

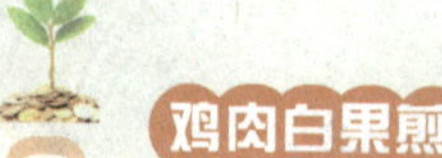

鸡肉白果煎

【做法】鸡肉200克（切块），白果10克，党参30克，白术10克，怀山药30克，茯苓15克，黄芪30克；煮汤，去渣，饮汤食肉。每日1次。

扁豆止带煎

【做法】白扁豆30克，怀山药30克，红糖适量；白扁豆用米泔水浸透，去皮后同淮山一同煮至熟，加适量红糖即可。每日2次。

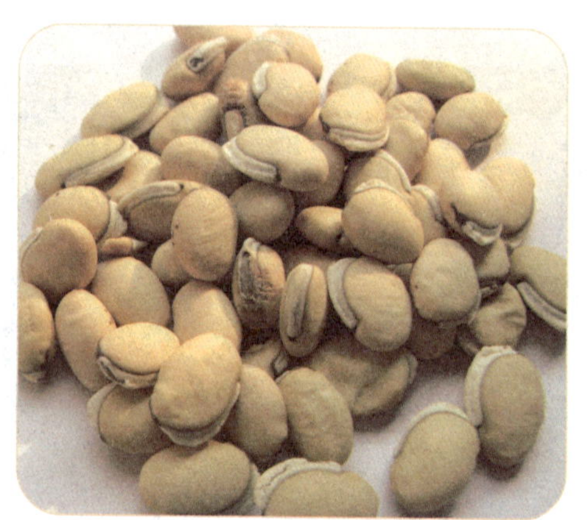

白扁豆

胡椒鸡蛋

【做法】胡椒7粒，鸡蛋1个；先将胡椒炒焦，研成末，再将鸡蛋捅一小孔，把胡椒末填入蛋内，用厚纸将孔封固，置于火上煮熟，去壳吃。每日2次。

附桂鸡蛋汤

【做法】肉桂5克，附子10克，鸡蛋1个；将肉桂、附子水煎后去渣，打入鸡蛋，熟后食蛋饮汁。每日2次。

莲子芡实粥

【做法】莲子（去芯）100克，芡实100克，鲜荷叶50克，糯米50克；煮粥，熟后加适量砂糖调味。每天1次。

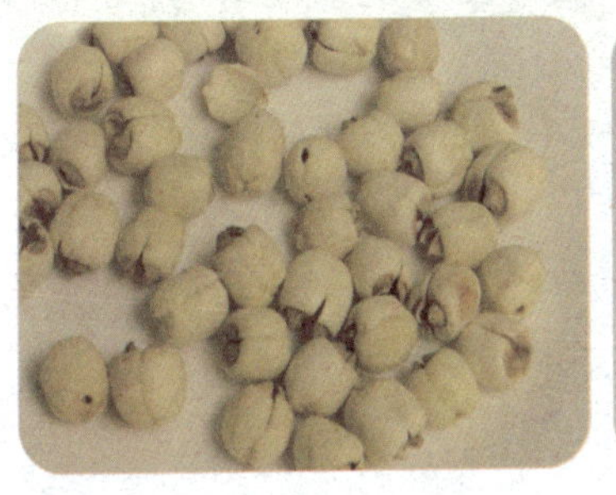

莲子

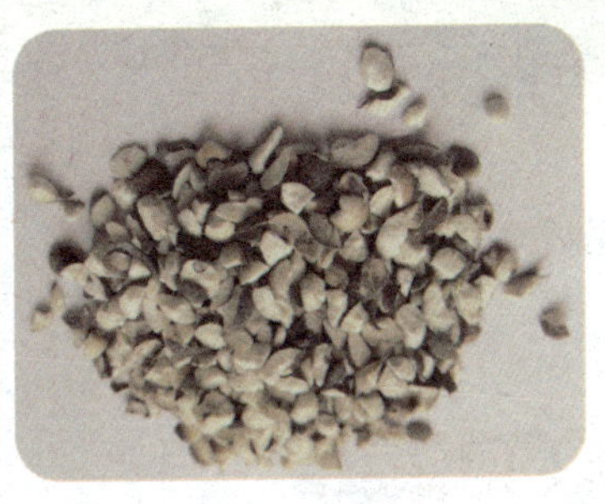

芡实

马齿苋汁

【做法】取200克新鲜马齿苋捣烂取汁，将2个生鸡蛋敲破取蛋清，用蛋清和入马齿苋汁搅匀，开水冲服，每日1次。适用于真菌性白带异味和白带过多者。

藕汁鸡冠花

【做法】取藕汁半碗，红鸡冠花3朵；水煎，调入红糖服用。每日2次。可治疗白带异味。

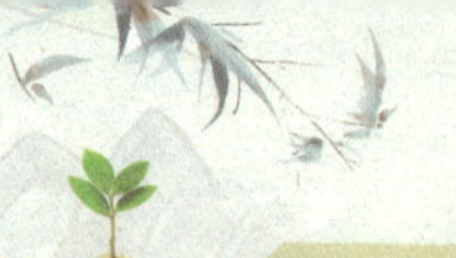

六款丰胸食谱，不做“太平公主”

女性特有的曲线美能让女性更加自信。“太平公主”们，别烦恼了，常吃下面几种食物，让你轻松做傲人美女，从此和“太平公主”说拜拜。

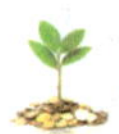

小方子

猪尾凤爪香菇汤

【原料】猪尾2只，鸡爪3只，香菇3朵，水6碗，盐适量。

【做法】将香菇泡软洗净撕成朵，鸡爪对切、洗净备用，猪尾切成块并汆烫，捞出洗净备用；将切好的香菇、鸡爪、猪尾一起放入水中，并用大火煮滚再转小火，约熬1小时，再加入少许盐即可食用。

【功效】猪尾和鸡爪皆含丰富的胶质，对丰胸很有益处。

花生卤猪蹄

【原料】花生800克，猪蹄1只，水5碗，盐适量。

【做法】将花生洗净备用，猪蹄对半切并入水中汆烫，捞出洗净备用；将花生与猪蹄一起放入水中，以大火煮开，再转小火炖1小时，起锅前加入适量的盐即可食用。

【功效】花生脂肪含量高，猪蹄富含胶质，皆有促进胸部发育的效果。

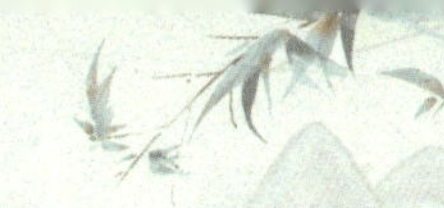

银耳红枣汤

【原料】银耳100克，红枣5枚，冰糖适量。

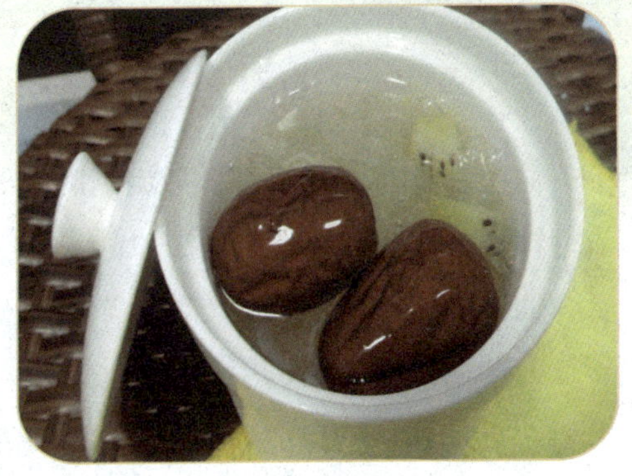

银耳红枣汤

【做法】将银耳浸泡于冷水中约6个小时以上，泡好后去其尾端硬蒂，撕成块放入水中，用小火炖4小时；将洗好的红枣放入银耳汤中，加适量冰糖，中火煮滚3～5分钟，煮至冰糖溶化即熄火。

木瓜炖带鱼

【原料】木瓜150克，带鱼250克，酱油、醋、姜、大葱各适量。

【做法】将木瓜洗净去籽切片；带鱼洗净，保留带鱼表面银白色物质，切成块；将带鱼与木瓜入锅中加水同煮，鱼熟后加入酱油、醋、姜粒、葱花调味即成。

【功效】此炖菜可补充蛋白质、脂肪和维生素C，有通经活络、疏通乳房、促进乳房发育的功效。

豆浆炖羊肉

【原料】羊肉500克，豆浆500克，山药（干）15克，香油、盐、姜各适量。

【做法】将羊肉洗净切块，入沸水中焯片刻，捞出沥干；将山药洗净切块备用；将羊肉块和山药块放入锅中，倒入新鲜豆浆，以中

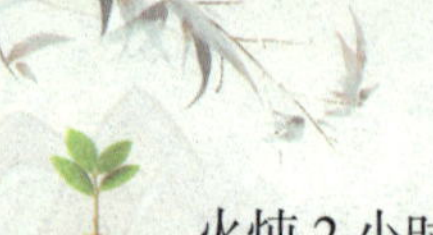

火炖2小时，炖至羊肉熟烂时，加入香油、精盐、姜片烧沸即可。

小小仙人掌，轻松降服乳腺炎

仙人掌具有清热解毒，散瘀消肿，健胃止痛的功效，外用主治流行性腮腺炎、乳腺炎、痈疖肿毒、蛇咬伤、烧烫伤等。

仙人掌治疗乳腺炎的方法：取新鲜仙人掌100 ~ 150克，用钳子拔去仙人掌的尖刺，用刮皮器去除外面的一层薄皮和细刺并将其捣成泥，加明矾30克与适量鸡蛋清调匀，涂抹于患处，外用清洁纱布覆盖固定。每日3 ~ 4次，直至肿块消失，乳腺管通畅，无局部疼痛为止。或者取仙人掌2块，去刺捣烂，加入浓度为95%（乙醇）酒精50毫升调匀，外敷于局部。每日2次。

仙人掌的刺内含有毒汁，如果被刺，会引起皮肤红肿疼痛、瘙痒等过敏症状。所以，在制作过程中，要防止被刺伤。另外，敷上仙人掌后最好取平躺位。

陈皮加甘草，赶跑急性乳腺炎

急性乳腺炎一般发病较急，多见于产妇。如果治疗不及时，会导致溃破出脓。用陈皮加甘草，煎水服用，效果很好。

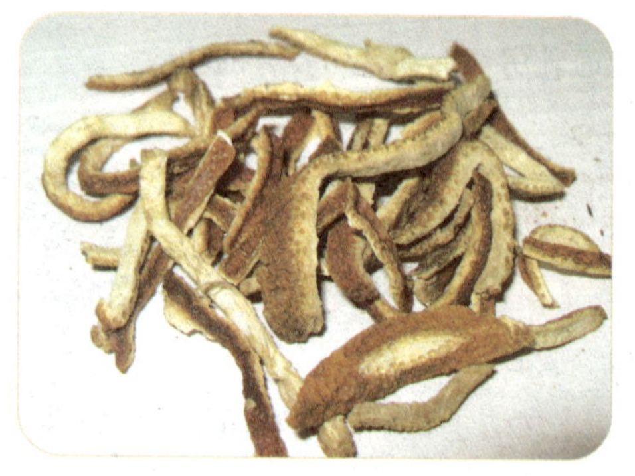

陈皮

【方法】取陈皮60克，甘草10克，一同放入砂锅，加适量清水煎。每日1剂，早、晚各服1次。

【疗效】用于急性乳腺炎，服用2次即可缓解。

除了上述方法，再给大家介绍几个治疗急性乳腺炎的方法。

（1）取芙蓉叶60克，晾干切碎，研成细末，以米醋调匀，做成与患乳病变部位大小相同的药饼摊在干净的白布上，外敷于患处，用胶布固定。每日1～2次，至病症完全消失为止。

（2）取新鲜的橙子皮（晒干的橙子皮也可）与金银花一起加水煎煮取汁，用煎好的汁液敷洗患部。

（3）取槐花15克，炒干后研为细末，用等量黄酒与开水冲服。每日1次，一般服用1～2次后可见效。

（4）取大黄30克，芒硝60克，一同研碎成粉末，拌匀后装入布袋并封口，敷在乳腺肿块上面，用乳罩和绷带固定，24小时更换1次。3天内症状减轻，乳腺皮肤红肿减轻，疼痛缓解，肿块缩小变软，体温下降或接近正常，乳腺口基本通畅。

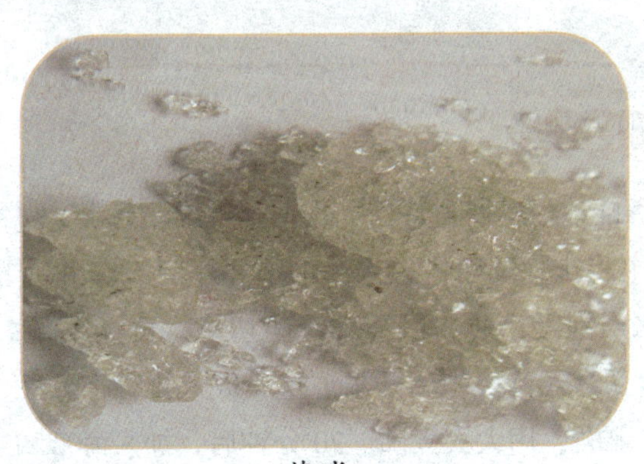

芒硝

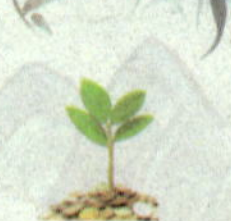

多吃海带，预防乳腺增生

海带含碘极为丰富，碘可以刺激垂体，使女性内分泌失调得到调整，雌激素水平降低，卵巢的正常机能恢复，从而消除乳腺增生的隐患。

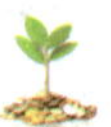

小方子

海带鳖甲猪肉汤

【原料】海带60克，鳖甲60克，瘦肉60克，盐、油各适量。

【做法】将海带浸泡于清水中，泡好后洗去杂质切块备用；将鳖甲洗净打碎，猪瘦肉洗净切块；将海带、鳖甲、瘦肉一起放入砂锅中加水煮汤，汤熬好后加入适量盐、麻油调味即可。每日分2次温服，并吃海带。

【功效】常饮此汤，不仅可防治乳腺小叶增生，而且可预防乳腺癌。

海带黄豆排骨汤

【原料】排骨、海带、黄豆、葱、姜、盐、鸡粉、酒各适量。

【做法】将排骨洗净，放入沸水中焯片刻，捞出沥干，剁成块；海带用温水浸泡半小时，以清水洗净切块；黄豆用温水浸泡至软；葱切段，姜切片。汤煲中倒开水适量，放入排骨、葱段、姜片，同时滴少许花雕酒，用大火煮沸。20分钟后，加入海带和黄豆，继续用大火煮10分钟，改小火慢熬。1小时后，捞出姜片和葱段，加盐和鸡粉调味。

【功效】具有补充营养、润肠通便的功效。

养成四个好习惯，远离经期乳房胀痛

经期乳房胀痛给女性带来许多困扰。女性经期乳房胀痛怎么办？乳房健康与日常生活习惯有关，远离乳房胀痛，要养成一些好习惯。

（1）均衡饮食

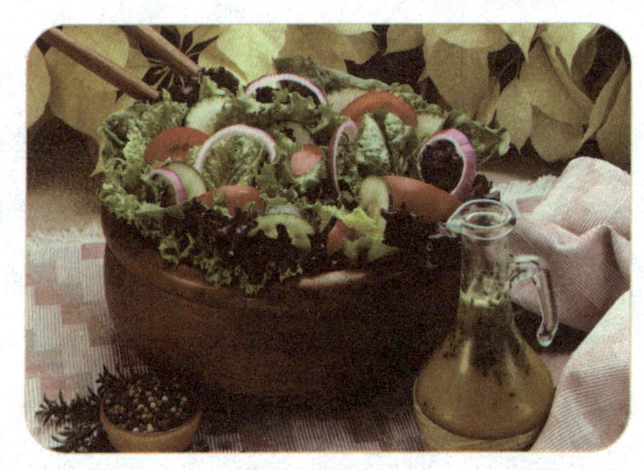

蔬菜

饮食要以低脂高纤为原则，多食蔬菜及豆类的纤维和食用谷类（全麦）。平时宜多进食蔬菜、水果、菌类、鱼类、瘦肉、海带、紫菜及五谷杂粮。至于高脂肪、高糖类、高动物蛋白质的食物就少吃点儿吧！忌食辛辣、烧烤、熏制、腌制食品。还得全面戒掉咖啡，并对汽水、巧克力、冰激凌、茶以及含有咖啡因的止痛药等完全死心。

（2）热敷

使用热敷缓解乳房胀痛也是一种不错的方法。可用热敷袋、热水袋等热敷来缓解乳房胀痛。如果采用冷、热敷交替法，效果会更好。

（3）经常按摩乳房

适度按摩乳房，可使过量的体液再回到淋巴系统，从而达到缓解乳房胀痛的目的。按摩时，一只手轻轻拖住乳房，另一只手沿着乳房表面旋转画圈，旋转完用手将乳房压入再弹起，这对防止乳房

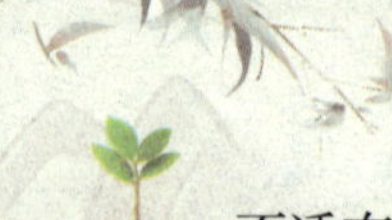

不适有极大的好处。

（4）穿稳固的胸罩

合适的胸罩可以防止乳房神经受到压迫，消除乳房胀痛的不适。

胸部下垂不坚挺，轻松矫正有何难

拥有坚挺的胸部是所有女人的梦想，但随着岁月的流逝，丰满坚挺的胸部会渐渐下垂。不要灰心，凡事都会有解决的方法。这里教你一套简单的丰胸操，坚持做丰胸操，可使胸部肌肉得到锻炼，让你下垂的胸部轻松“挺”起来，拥有凸凹有致的S曲线。

（1）将双手抬高平举，手臂向上抬时吐气，平举的双手要成一水平线，双手握拳摆在胸前；两手不能分开，并试着将胸大肌用力，使手臂往上抬高。重复此动作5次。

（2）将双手并拢靠在一起，当手肘时往上抬时停留2秒回原位，重复此动作10次。

除了练丰胸操外，还要注意几个方面：①养成良好的作息习惯，别熬夜，熬夜会错过生长激素分泌的高峰期，还会导致生物钟的紊乱，影响激素分泌；②任何时刻都要保持端正的坐姿与站姿，正确的姿势才会让胸部变得更美！

几种食物，让经期不再烦躁

又到经期，每个月总有那么几天，女人们烦躁不安，脾气变得反复无常，做什么事都提不起兴趣。别紧张，多吃下面几种食物，让你经期不再烦躁不堪。

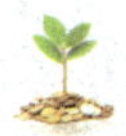

小方子

大蒜

提到大蒜，很多女性都会避而远之。可是你知道吗？吃大蒜虽然口气不好，可是却会带来好心情。这主要因为大蒜可有效抑制人在烦躁时体内产生的一种物质，使人不疲倦、不焦虑、不容易发怒。所以，烦闷的你不妨吃大蒜试试，大不了吃完大蒜再来两粒“口香糖”。

红糖

红糖在我国不仅作甜味剂，而且从古到今都被认为是保健品。南北朝时期陶弘景的《名医别录》已有记载：红糖能润肺气、助五脏、生津、解毒、助脾气、缓肝气；明朝时期李时珍的《本草纲目》也记载“红糖利脾缓肝、补血活血、通淤以及排毒露”。千百年来，红糖具有排毒滋润的作用妇孺皆知。红糖中所含的钙和镁2种物质，还有镇静和使精神放松的功效。女性在月经期间可以每天吃个红糖煮荷包蛋，还可以喝点儿红糖粥。如果你很懒，可以喝杯红糖水或者姜糖水。这样做不仅可以暖胃补血，还可以缓解经期

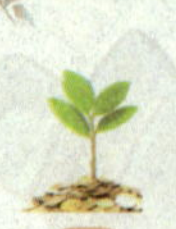

烦闷。

另外，在寒冷干燥的秋冬季节，我们的皮肤会因失水而瘙痒，此时用红糖水擦洗、清洁皮肤，可以有效地减轻干燥、瘙痒的感觉。

乌骨鸡汤

乌骨鸡中所含铁元素，具有滋阴补血、健脾固冲的作用，乌骨鸡汤一向是女性的滋补之物，而且喝了不上火。

【原料】乌骨鸡1只，莲子100克，红枣5枚，海带100克，姜、蒜各适量。

【做法】将乌骨鸡放入滚水煮2～3分钟，取出用冷水冲洗干净，剁成块放入瓦罐中；然后将姜、蒜头、红枣、海带、新鲜莲子放入瓦罐中，用小火炖1小时即可（可依个人喜好加少许盐及酒调味）。

【功效】乌骨鸡含有大量铁元素，具有滋阴补血、健脾固冲的作用，可有效治疗女性月经不调、缺铁性贫血等症。

归地烧羊肉

【原料】新鲜羊肉500克，当归、生地黄各15克，干姜10克，酱油、米酒、白糖、料酒各适量。

【做法】将羊肉清洗干净，切成小块，然后放进盛水的砂锅中；接着加入适量油、盐、糖及黄酒，以小火红烧，至肉烂即可。

【功效】这道食谱主治月经期神疲气短、懒言、面色无华。

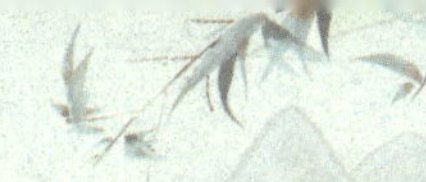

治疗闭经，食疗小方来帮忙

还没到闭经年龄就闭经了，这可怎么办呢？食疗能帮你，效果很不错。

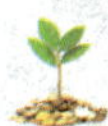

小方子

木耳胡桃糖

【原料】黑木耳120克，胡桃仁120克，红糖200克，黄酒适量。

【做法】将木耳清洗干净，然后和胡桃仁一起碾成末，接着加入红糖，搅拌均匀，装入瓷罐进行封藏。每日2次，每次服用30克，直至月经来潮。

【功效】适用于子宫发育不良型闭经。

鳖甲炖白鸽

【原料】鳖甲30克，白鸽1只，米酒、生姜各适量。

【做法】将白鸽宰杀，去除白鸽毛及内脏，清洗干净，将鳖甲洗净敲碎，置于白鸽腹内，炖盅内加清水适量，将白鸽置于炖盅中，加米酒及生姜，隔水炖熟。

【功效】散结通经、美肤驻颜，适用于因身体虚弱引起的闭经。

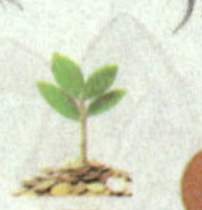

乌豆双红汤

【原料】乌豆（黑豆）100克，红花5克，红糖50克。

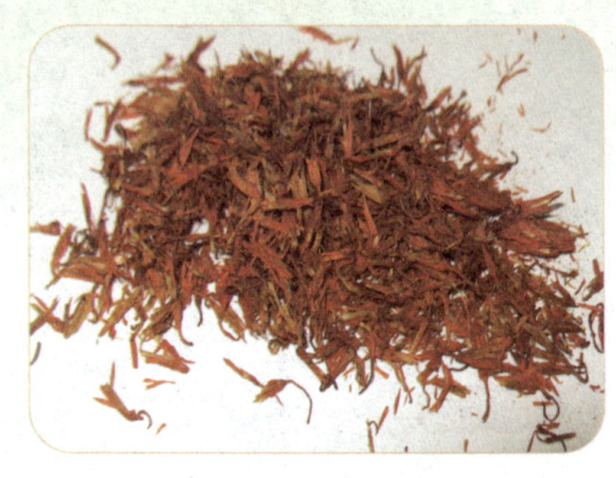
红花

【做法】将乌豆洗净，将乌豆与红花一起放入炖锅内，加适量清水，隔水炖至乌豆熟透，将红花取出，再将红糖放进炖锅搅拌调匀。

【功效】活血行经、美容乌发，适用于血虚气滞型闭经。

鸽肉葱姜粥

【原料】鸽肉150克，猪肉末50克，粳米100克，葱、姜末各20克，胡椒粉、料酒、麻油、食盐、味精各适量。

【做法】将鸽肉去净骨刺，洗净切块，放入碗内，将猪肉末、葱、姜末、料酒及盐一并放入盛鸽肉的碗内，搅拌均匀备用。锅内加水1000毫升，放入粳米，水煮沸后放鸽肉等同煮成粥，起锅前按个人喜好调入麻油、味精、胡椒粉即可。

【功效】和血、悦色，适用于血虚闭经者。

黄芪枸杞子炖乳鸽

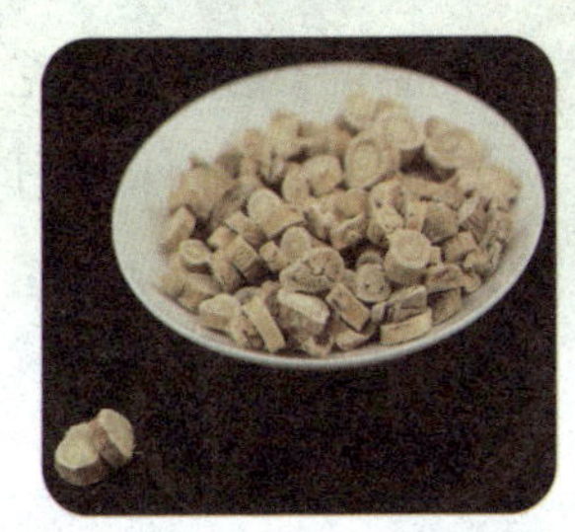
黄芪

【原料】乳鸽1只，黄芪15克，枸杞子30克。

【做法】将鸽子宰杀洗净，切成小块，将鸽肉与黄芪、枸杞子一并放入砂锅，加入清水适量，以文火炖熟，吃肉，喝汤。

【功效】补益肝肾，适用于虚证闭经。

猪腰核桃

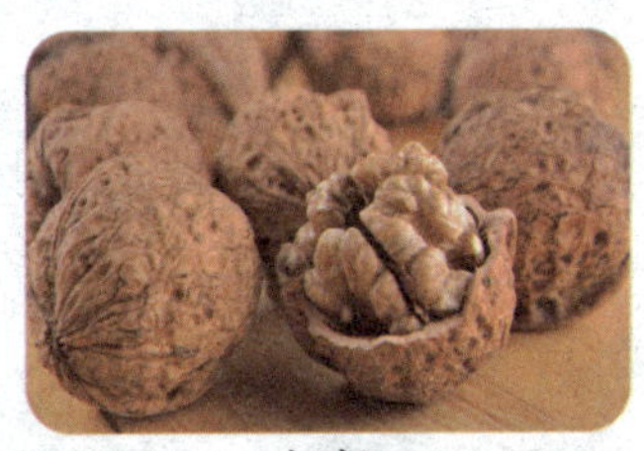
核桃

【原料】猪腰200克，杜仲及核桃肉各30克。

【做法】将猪腰去白筋洗净，与杜仲、核桃肉一并放入砂锅，加清水500毫升，煮至猪腰熟透，将杜仲取出，吃猪腰与核桃肉，喝汤。

【功效】适用于肾阳不足型闭经。

牛膝炖猪蹄

【原料】川牛膝15克，猪蹄2只，黄酒80毫升。

【做法】将猪蹄去毛清洗干净，切成小块，与牛膝一起放入加了水的炖盅内，隔水炖，炖至猪蹄熟透，将牛膝取出，食猪蹄肉，喝汤。

【功效】活血通经，美肤，适用于气滞血瘀型闭经。

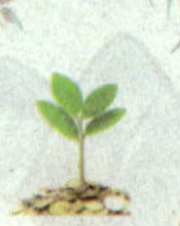

猪蹄葵秆煎

【原料】猪蹄250克，向日葵秆10克。

【做法】将向日葵秆洗净备用，将猪蹄去毛洗净，放入加清水的砂锅，以小火炖至熟透后，加入向日葵秆，熬成浓汁起锅，去渣饮汁。

【功效】活血化瘀，适用于瘀血型闭经。

墨鱼香菇冬笋粥

【原料】干墨鱼1只，水发香菇、冬笋各50克，猪瘦肉、粳米各100克，胡椒粉、料酒、食盐、味精各适量。

【做法】将干墨鱼去骨，用温水浸泡发胀后清洗干净，切成丝备用；将猪肉、香菇、冬笋分别洗净切成丝备用。锅内放水，水烧开后，将淘洗干净的粳米下锅，接着加入肉丝、墨鱼、香菇、冬笋、料酒，熬至熟烂，出锅前按个人喜好调入盐、味精及胡椒粉即可。

【功效】此粥可使月经通调，且有美容养颜的功效。适用于女子闭经、白带增多、面色无华等症。

桃仁牛血汤

【原料】桃仁10克，牛血200克，食盐、香油、小葱各适量。

【做法】将桃仁用清水浸泡去皮，将牛血切块放入砂锅，将桃仁、小葱一并放入锅内，加适量清水，以文火煲至牛血熟即可，按个人喜好加入食盐及香油调味。

【功效】此汤具有活血化瘀、理血通经、美容养颜之功效。适用于女子闭经、血燥、便秘等症。

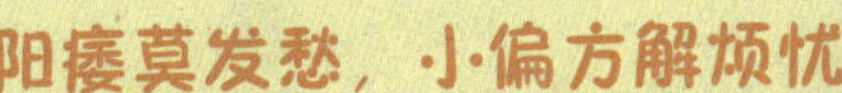

阳痿莫发愁，小偏方解烦忧

阳痿是男性的头号敌人，严重摧毁了男人的自信心。阳痿的男性朋友们，赶快用食疗法吧，在享受美味的同时，还你健康与自信。

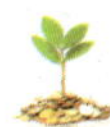

小方子

清炒虾仁

【原料】虾仁250克，鸡蛋清20克（1个鸡蛋的¼蛋清），白糖、淀粉、盐、熟猪油各适量。

【做法】在蛋清里加入一勺淀粉、半勺盐后拌匀，将虾仁放入后静置15分钟，将上完浆的虾仁沥干水分备用。锅内放入熟猪油，待油八成热，倒入上好浆的虾仁煸炒，加入黄酒、白糖、味精，大火煮沸后勾芡，翻炒至虾仁熟透，根据个人口味调味即可。

【功效】温肾壮阳，适用于肾虚引起的精神疲倦、遗精、阳痿、早泄等症状。

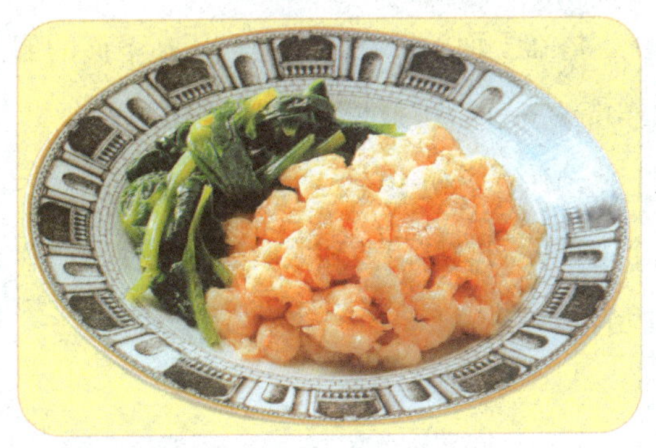

清炒虾仁

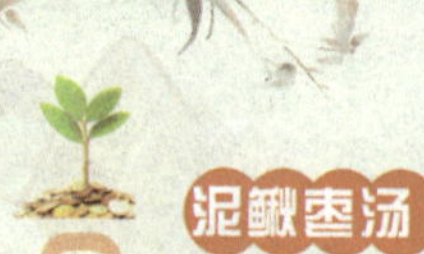

泥鳅枣汤

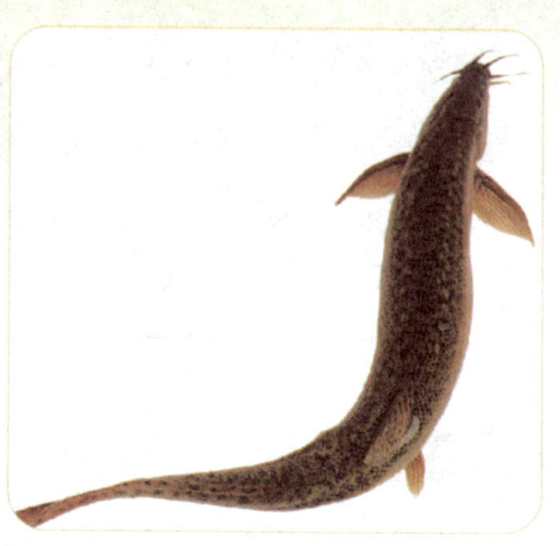

泥鳅

【原料】泥鳅400克，大枣6枚，生姜2片。

【做法】将泥鳅开膛洗净，与去核大枣、姜一并放入锅内，加一碗水煮至半碗即成。每日2次，连服多日。

【功效】补中益气、滋养强身。主治阳痿、遗精。

早泄别烦恼，做做保健操

治疗早泄，不可太过心急，药店出售的治疗早泄的药品，都是一些速效类壮阳的保健品，长期服用对身体损害很大，患者还是应以日常保健为主。防早泄保健操随时随地都可做，简单易行。

保健操做法：患者坐在椅子上，椅子高度要适宜，将一条腿搭在另一条腿上，搭在上面的腿往下用力，压在下面的那条腿往上方使劲。此动作持续6秒后可放松，反复做10次后，双腿交换上下位置，重复上述动作，再做10次。

在做这个动作的同时肛门要随之收缩，要使自己感到性器官的肌肉也随之收缩。

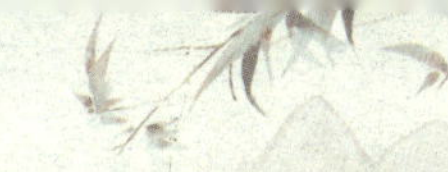

食疗快速搞定慢性前列腺炎

前列腺炎不仅影响到工作，还影响到生活，让许多男性苦恼不已。如果你不幸被前列腺炎袭击了，不要烦恼，喝点儿山药粥、山楂水吧。

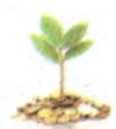

小方子

山药粥

【原料】生山药60克，白米60克，酥油、白蜜各适量。

【做法】将生山药洗净，去皮为糊，用酥油和蜜进行翻炒，凝结成块后，用勺揉碎备用，另煮米成粥，放入山药搅匀，亦可加少许糖，作早餐食用。

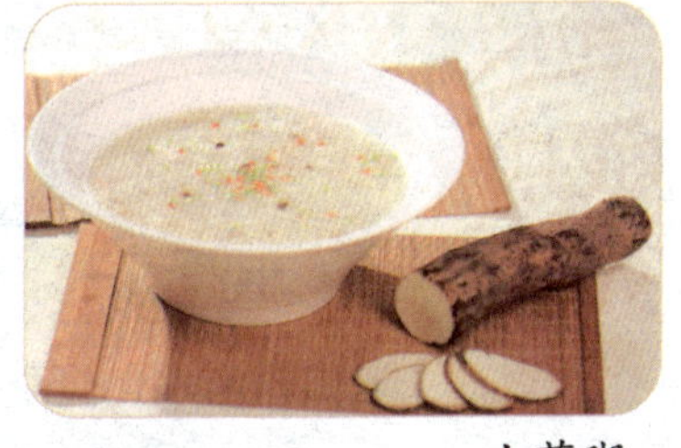

山药粥

【功效】健脾、益肾。适用于脾肾两虚性前列腺炎。

山药羊肉粥

【原料】粳米250克，山药500克，瘦羊肉500克，大葱、姜、盐、胡椒粉各适量。

【做法】将粳米洗净，经冷水浸泡30分钟后，捞出沥水；将山药洗净去皮，切成小块备用；将洗净的羊肉置于开水锅内，煮至羊肉六成熟时捞出，切成丁块备用；取锅放入冷水、粳米，以大火烧沸，改用文火煮，粥将熟时加入羊肉块、山药丁、葱末、姜末、

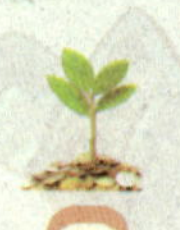

盐，煮滚后撒上胡椒粉，即可食用。

【功效】适用于气血两虚型前列腺炎。

茯苓粉粥

【原料】茯苓粉、大米各30克，红枣（去核）7枚。

【做法】先将大米煮沸后，放入红枣，煮至将成粥时加入茯苓粉，用筷子搅匀成粥，加糖少许，即可食用。

【功效】经常食用，可防治慢性前列腺炎。

山楂水

【原料】山楂400克。

【做法】取山楂泡水，当茶常饮。

【功效】主治慢性前列腺炎。

芪茅饮

【原料】生黄芪30克，白茅根30克（鲜品60克），肉苁蓉20克，西瓜皮60克（鲜品200克），砂糖适量。

【做法】先将黄芪、白茅根切成段，与肉苁蓉、西瓜皮一起放进砂锅内，用中火煮汤饮用，每日饮2～3次。

【功效】治疗慢性前列腺炎。

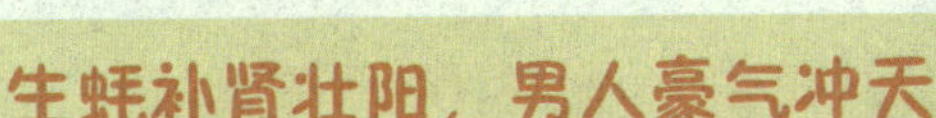

生蚝补肾壮阳，男人豪气冲天

壮阳对于男人来说是一件大事。市场上的壮阳药很多，但是或多或少都存在一些不良作用。那么，如何健康快速壮阳呢？吃生蚝可补肾壮阳，效果不错。

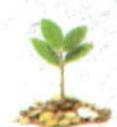

小方子

韭菜生蚝羹

【原料】韭菜100克，鲜生蚝200克，生姜3片。

【做法】将韭菜清洗干净，切成小段备用，将鲜生蚝洗净，在瓦罐中放入适量清水，加入姜片，大火烧沸后下鲜生蚝，煮至鲜生蚝将熟下韭菜，起锅前加油盐即可。

【功效】补肾壮阳。

牡蛎汤

【原料】干牡蛎8个，紫菜、葱、姜各适量。

【做法】把姜切成丝，葱切成葱花，紫菜清洗，将所有材料放入大碗中，放入蒸锅蒸，半小时后取出，加入精盐、味精、胡椒粉、料酒调匀即可。

【功效】滋阴壮阳。

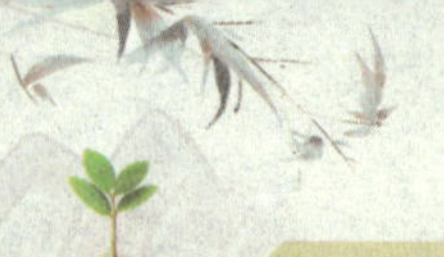

羊肉，男人的壮阳上品

羊肉性温热，补气滋阴、暖中补虚、温补气血，还含有微量性激素，具有补肾壮阳的功效，自古以来就被当作壮阳的佳品。

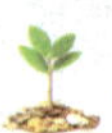

小方子

羊肉萝卜汤

【原料】羊肉500克，萝卜500克，草果2个，甘草3克，生姜5片，盐适量。

【做法】将羊肉洗净切块，萝卜洗净切块，草果去皮备用；将羊肉块、萝卜块、甘草，生姜一同放锅内煮汤，汤煲好后加少量食盐调味食用。

【功效】补中、健胃，益肾、壮阳。适用于病后体虚、腰疼怕冷、食欲不振等症。

羊肉大热，上火者慎食；羊肉不宜与醋、茶叶同食，否则会降低壮阳效果；羊肉忌与西瓜、黄瓜等凉性食物同食，否则会大大降低羊肉的温补作用，还会有碍脾胃功能。

黄芪羊肉汤

【原料】羊肉1000克，黄芪50克，生姜、八角、小葱、花椒各适量。

【做法】将羊肉洗净，切成3厘米见方小块，放入沸水中汆烫片刻，捞出沥干；将生姜洗净切片，将黄芪洗净备用；将羊肉块放入炖锅内，加入调料及黄芪，然后加入3倍于羊肉的水，大火煮沸后，改文火煲3小时，调味即可食用。

【功效】健脾养肾。

附片蒸羊肉

【原料】鲜羊肉800克、制附片20克，黄酒、清汤、葱段、姜、葱花、猪油、精盐、味精、胡椒粉各适量。

【做法】将羊肉洗净，随冷水下锅煮熟，捞出沥干水分，切成小块备用；将制附片洗净，取大碗（或小盆）1个，放入羊肉块，上放制附片、葱段、姜块、猪油、精盐、黄酒和清汤，上笼蒸约1小时，食用时去葱段、姜块，再撒上葱花、味精、胡椒粉调味即可。

【功效】补阳，壮骨。

羊肉烧土豆

【原料】羊肉500克，土豆500克，胡萝卜200克，葱、姜、料酒、酱油、白糖和盐各适量。

【做法】将羊肉洗净，切成块置于冷水中浸泡3小时，捞出沥干水分，下锅焯一下捞出备用；将土豆洗净切

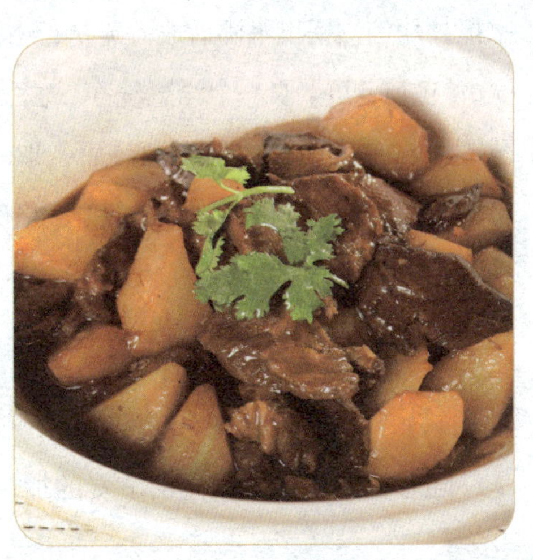

羊肉烧土豆

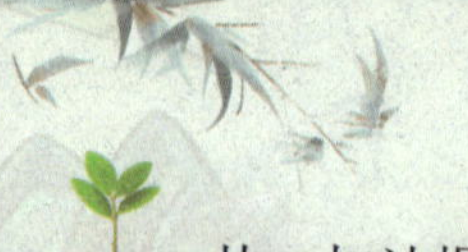

块，加油慢炸捞出备用；洗锅放油，油热后，放葱姜炒香，接着将焯好的羊肉放入翻炒；将料酒、酱油、白糖和盐一并加入，加适量清水煮1小时至熟，放入炸好的土豆及切好的胡萝卜；以大火收汁即可。

【功效】补肺肾气，壮阳。

鸡蛋，强精健体的武器

中医认为，鸡蛋可养心安神、滋阴润燥、养血息风，同时鸡蛋还是性生活之后恢复元气的好帮手，可以消除身体的疲惫感，且鸡蛋还可在体内转化为精氨酸，精氨酸可提高男性精子质量，增强精子活力。男性朋友们，从现在起，好好利用鸡蛋这个强“精”健体的秘密武器吧！

【带壳煮鸡蛋】将鸡蛋放入冷水锅里，煮熟后用冷水冲一下，这样容易剥皮。

【蒸鸡蛋羹】取一个干净的碗，将2个鸡蛋打散，放盐及适量清水搅拌均匀，锅里水沸后放入蒸制，出锅前滴几点香油，即可食用。

【煎荷包蛋】取一个洋葱洗净，去头去尾切成一个1厘米宽的洋葱圈。在平底锅中放油，油热后，取一个最大的洋葱圈放入锅中，将鸡蛋打入洋葱圈中，小火加热至蛋液凝固，根据个人口味淋上几滴酱油或香油调味。

养成8个好习惯，摆脱男性病困扰

随着社会的发展，生活节奏的加快，作为家庭支柱的男性身上

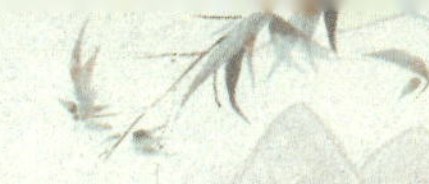

承担着太多的责任。压力过大，熬夜、应酬等不良的生活习惯导致男性疾病高发，男性健康状况令人担忧。对于男性来说，要远离男性疾病，首先要养成良好的生活习惯。

（1）戒烟

尽管每盒烟的外包装上都印有“吸烟有害健康”的字样，但男人还是经常烟不离手，整日喷云吐雾。对于男人来说“饭后一根烟，赛过活神仙”，抽烟已经成为男性阳刚活力的象征。但是抽烟的男性朋友，你们知不知道抽烟对于自己到底有多大的危害呢？

香烟中所含的有毒物质烟碱、焦油、亚硝胺类、一氧化碳等，可导致肺癌、冠心病、高血压、脑卒中等症，并可导致前列腺疾病、阳痿、早泄、泌尿感染、男性不育等多种男性泌尿生殖系统疾病。吸烟已经成为造成男性病的元凶！对尚未生育的男性而言，吸烟具有影响精子数量、活力和形态的危害，甚至造成精子畸形，对后代具有遗传损害。吸烟对男性的伤害不是一天两天造成的，而是在长年累月中潜移默化渐渐完成。这种伤害不但影响自己，也伤害到妻子和孩子。为了自己和家人的健康，男性应当戒烟。

（2）戒酒

推杯换盏，觥筹交错，这样的生活方式让男人们乐此不疲。此刻，他们早就将健康抛在一边，忘了喝酒对他们造成的伤害。喝酒危害大，男人们最好悠着点！

如果长期大量饮酒，对人的心、肝、肾、胃器官都会有不良的影响，容易导致慢性胃炎、脂肪肝、中毒性肝炎、心肌肥大等疾病的发生。长期饮酒类对男性性功能的损害是很大的。经研究发现，酒精中毒的男性中，大约40%会患阳痿和前列腺炎。

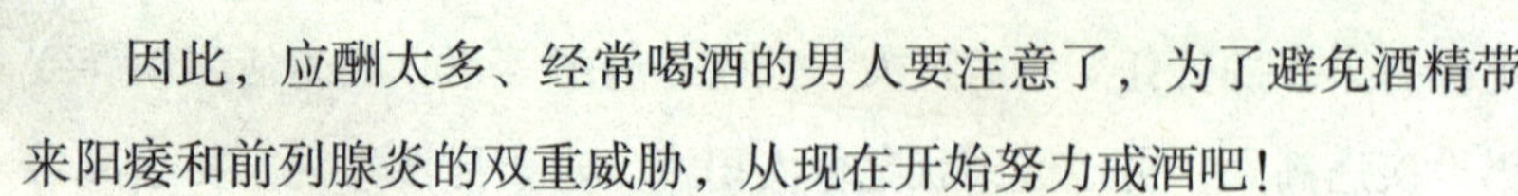

因此，应酬太多、经常喝酒的男人要注意了，为了避免酒精带来阳痿和前列腺炎的双重威胁，从现在开始努力戒酒吧！

（3）生活规律

长期生活不规律造成的结果就是很多男性患上阳痿和前列腺炎。男性应当尽量避免熬夜，按时作息，生活有规律是男性的保健重点。

（4）饮食均衡

只有具备健康的平衡膳食，才会有强壮的身体，才能有利于学习、生活、劳动以及生长发育的需要。男性饮食应当注意的几个方面：

注意补锌。锌缺乏会影响男性性功能，因此男性应多吃含锌量高的食品，如肉类、蛋类、海产品、动物肝脏及芝麻、松仁等。常吃含锌食品可加速前列腺的康复。

少食辛辣、甘肥之品，少饮咖啡。多食新鲜水果、蔬菜、粗粮及豆制品，多食蜂蜜，保持大便通畅，适量食用牛肉、鸡蛋。

经常食用绿豆粥，对排尿涩痛者尤为适用。

多饮水可稀释尿液，防止泌尿系感染及形成结石。饮水应以凉白开为佳。

（5）告别桑拿、热水浴

桑拿和热水坐浴都会提升男性阴囊的温度，如果睾丸温度高于40℃，会大大降低精子活力及数目，未育男性应禁止洗桑拿及热水浴。

（6）性生活适度

专家介绍，同房过多或长时间节欲都会影响精子的质量。一般来说，房事 2 ~ 3 天进行 1 次为宜。

（7）穿衣有讲究

男性裤子不宜太紧，包括内裤。裤子过紧致使局部温度过高，使精子形成不利，会影响男性的生殖能力。所以，男性穿衣应以宽松、纯棉为宜。

（8）不乱吃药

很多药物在治疗的同时也会产生不良反应。据临床研究，许多药物对精子的生成、男性性功能等都会产生不良影响。如长期服用环磷酰胺，会使睾丸生精功能下降；甲基多巴、呱乙啶易引起男性阳痿和射精困难等症病；巴比妥类药物易引起性欲下降、阳痿等症；长期、过量地使用雄激素，将会导致精子生成减少，最终影响生育。

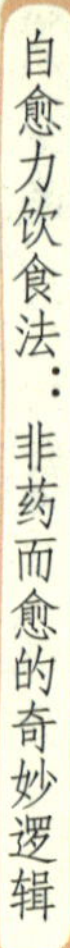

第七章　五官健美，有你想不到的好办法

缓解眼疲劳，小动作做起来

长时间坐在电脑前，或是看书时间过久，眼睛就会感觉疲劳、发胀、发涩，看东西看不清，眼前模模糊糊。适量补充眼睛所需的维生素 A 和维生素 C，可有效缓解这种情况。更有效的办法，就是动动手指做几个简单的小动作，可轻松为眼睛解除疲劳。

第一个小动作：眨眨眼

长时间面对电脑或者看书，视线由于长时间地集中在狭小的屏幕和书本上，眨眼次数会减少到每分钟 4 ~ 5 次，直接导致泪液分泌减少，进而造成眼部干涩或疲劳。而如果长期如此不注意调节的话，眼部就会很容易造成永久性损伤。

眨眼可以帮助分泌泪水，能够使眼部保持湿润，可有效地保护眼睛。适当地眨眨眼睛，每隔一段时间进行几次，一天眨个上百次，有助于促进泪液分泌，湿润眼角膜，也可以有效地缓解眼部的疲劳和干涩。

第二个小动作：按压眼球法

眼球是非常“娇气”的，可以说是人体最为“娇气”的部位。平时做眼部按摩，人们总是会小心翼翼地避开它。其实，只要方法得当，力度适当，按摩眼球对护眼是大有裨益的。

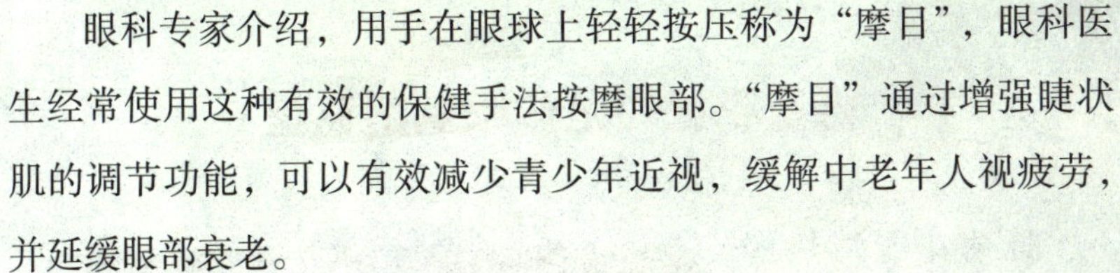

眼科专家介绍，用手在眼球上轻轻按压称为“摩目”，眼科医生经常使用这种有效的保健手法按摩眼部。“摩目”通过增强睫状肌的调节功能，可以有效减少青少年近视，缓解中老年人视疲劳，并延缓眼部衰老。

按压眼球前，将双手清洗干净，轻轻地闭上眼睛，让眼球呈下视状态。将示指和中指指腹轻轻置于上眼皮上方，无名指的指端轻缓地按压眼球。注意：手的力度要轻，不能让眼球有胀痛感。按摩时间要短，1 分钟左右即可停止。

一般在上午 11 时左右，下午 17 时左右眼睛是最为疲劳的，可以选择在这段时间进行眼球按摩。按摩后如果再向远处眺望一小会儿，效果会更佳。

第三个小动作：上下左右转动眼球

按上、下、左、右的顺序，慢慢转动眼球。注意：眼球向上看的时间保持数秒，再回到正中位置；接着向下看，向下看的时间也要保持数秒，再回到正中位置；向左、右看时也要如此。连续做 3～4 次，可有效缓解眼部疲劳。

熬成“熊猫眼”，土豆贴贴脸

对于经常熬夜的人来说，面容疲惫、脸青眼黑是常有的事。快试试土豆贴脸吧！土豆片敷脸可有效减轻下眼睑水肿，并能使皮肤舒展，色素淡化，让你告别黑眼圈，重现肌肤好气色。

【做法】取新鲜土豆洗净，切成薄片，敷在黑眼圈部，每次 20 分钟，每周 4 次，长期使用效果更加明显。

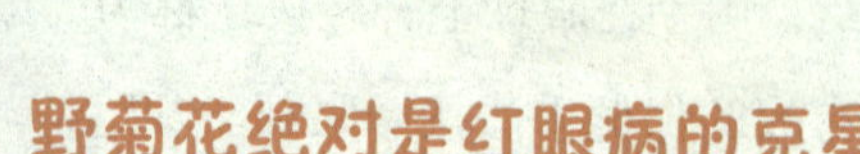

野菊花绝对是红眼病的克星

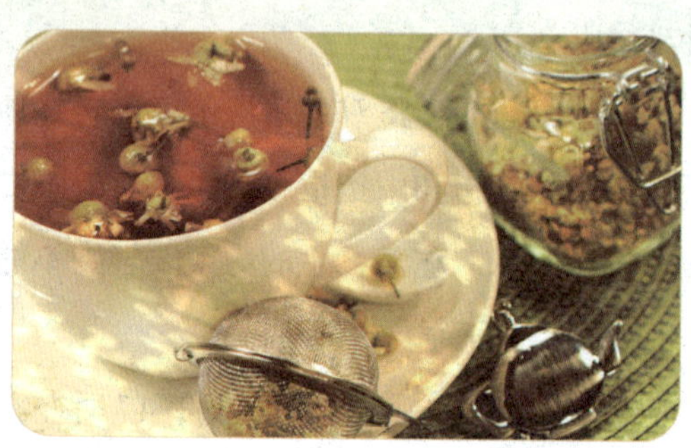

野菊花

野菊花能清热解毒，善治痈肿、咽喉肿痛、风火赤眼、皮肤瘙痒等。熬野菊花水服用，清洗患眼，对红眼病很有效，是一种无刺激、无热痛、能够缓解症状和缩短疗程的好方法。

【原料】野菊花 100 克。

【做法】将野菊花放于罐中，加清水 500 克熬煮 10 多分钟，待水冷却后服用。除内服外，还可用熬的野菊花水轻轻擦洗眼睛，连服 2 ~ 3 次疗效较好。

嘴唇干燥，急救三招

干燥的天气往往令娇柔的双唇出现干裂状况，即使妆化得再美，干燥脱皮的双唇也会影响美观。教你三个小办法，让你的双唇告别干燥。

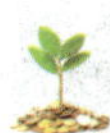

小方子

凡士林涂唇

【方法】取适量凡士林润肤露轻涂在干燥的双唇上，并加以轻轻按摩，第二天一定滑溜溜。按摩的方法很简单，用手指头轻轻按摩，使凡士林迅速达到嘴唇皮下。这样可以使嘴唇获得氧分，增加营养。

热毛巾敷唇

【方法】用热毛巾在唇上敷一会儿，再用磨砂膏磨走死皮（千万别用手或嘴唇将唇部死皮撕掉，直接的“撕咬”会造成伤口，使嘴唇“受伤”更多），然后涂上一层凡士林即可。

酸奶加柠檬涂唇

【方法】将一小勺酸奶倒入容器内，滴入柠檬汁2～3滴，拌匀用棉签涂在嘴唇上，再拿一张保鲜膜贴在嘴唇上，10分钟后用温水清洗干净即可。

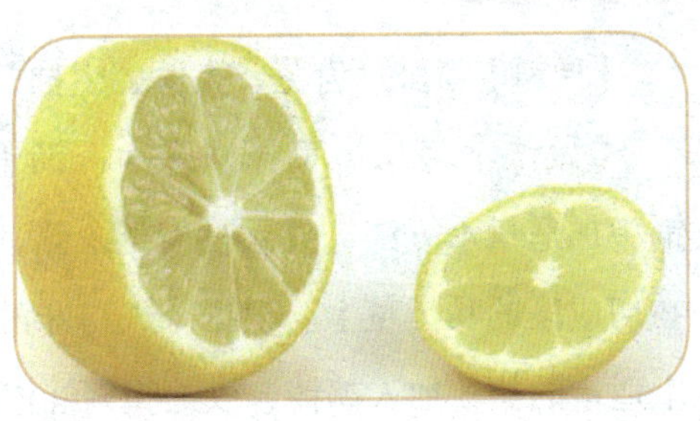

柠檬

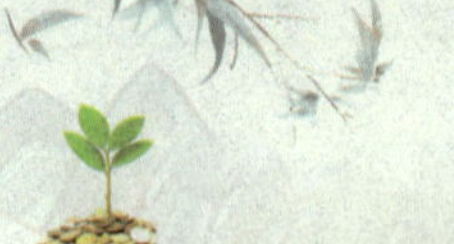

几个小食谱，轻松去口臭

口臭让人很尴尬，以下食谱可以有效去除口臭，让你和别人交流起来不再尴尬。

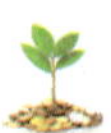

小方子

黄瓜粥

【原料】大米100克，鲜嫩黄瓜300克，精盐和生姜各适量。

【做法】将新鲜黄瓜洗净，去皮去籽，切成薄片备用；将生姜洗净切成丝，放在旁边备用；锅内加水置火上，下大米、生姜。水烧开后，改用小火慢慢煮至米烂时下入黄瓜片，再煮至汤稠，起锅前放入精盐调味即可。

【功效】黄瓜所含水分充足，可清热解渴，解毒消肿，利水祛湿。用黄瓜做成粥专治由于肝火旺盛、内湿热引起的口干口臭。黄瓜除了煮粥治口臭外，还可生食或者凉拌。

凉拌马齿苋

【原料】新鲜马齿苋、大蒜、生抽、香油、鸡精、陈醋各适量。

【做法】将马齿苋择洗干净，沥干水分备用；将蒜捣烂备用；锅中加适量水煮沸，放入马齿苋汆熟。汆熟后取出控水，将蒜末撒在切成段的马齿苋上。根据个人口味淋上少许生抽、醋、香油，撒上适量的盐，加入鸡精，放上腌剁红椒拌匀即可食用。

咸鱼头豆腐汤

【原料】咸鱼头1个，豆腐数块，生姜1片，调料适量。

【做法】将咸鱼头洗净，沥干水分，斩件备用；锅内放油，将咸鱼头稍煎，去其腥味。稍煎后取出放入煲内，加入姜片、适量清水煮，用旺火煮约30分钟，放入豆腐再煮20分钟即可。

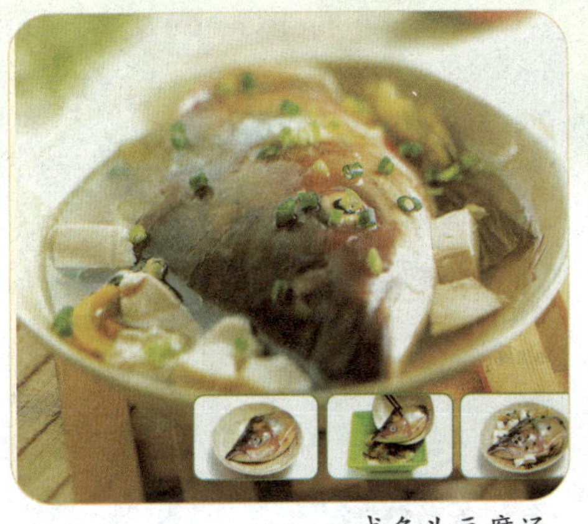
咸鱼头豆腐汤

【功效】咸鱼头可清热坠火、生津止渴，豆腐可清热解毒，所以这道汤对牙龈肿痛、口臭及大便不畅等都有很好的效果。

百合绿茶

【原料】百合花、绿茶、方糖各适量。

【做法】把百合花和绿茶放入杯中，用开水冲泡，3分钟后再放入方糖。代茶饮。

【功效】绿茶可以杀死口腔中的变形链球菌，与百合花一起饮用可以消除口腔中的气味。

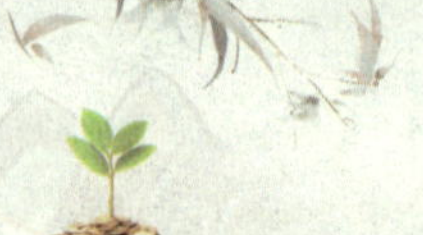

面瘫及时发现、治疗很要紧

面瘫通常为急性起病，且任何年龄段均可发病。一旦面瘫，会严重影响患者的面容美观，如果治疗方法不正确，对患者的身体健康会造成较大的危害，因此及时发现病情并给予正确的治疗对患者的康复来说是非常重要的。

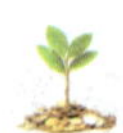

小方子

牙刷敲击面部

【做法】选牙刷要选用硬毛牙刷，以牙刷上的硬毛轻轻敲打面瘫部位的肌肉，每次至少敲击 10 分钟，每日 3 次，直到局部皮肤发红为止。

手指擦鼻翼

【做法】面瘫患者以两手示指分别从鼻根两侧向下擦至鼻翼两旁迎香穴，在该穴处轻按揉 1 ～ 2 分钟（迎香穴在鼻翼旁开 0.5 厘米）。指端按压由轻渐重，此法可治口角歪斜、鼻塞等症。

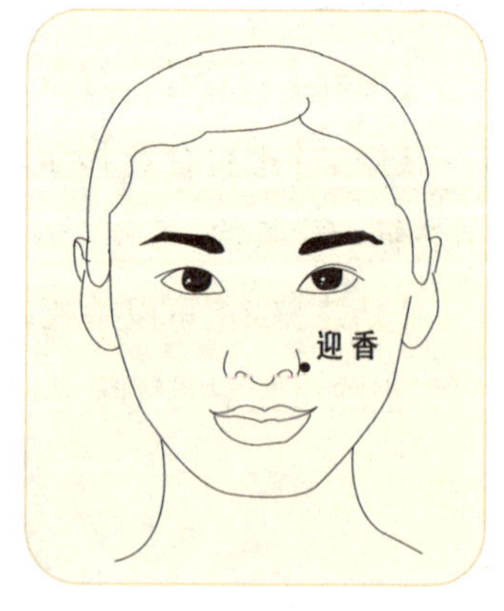

迎香穴

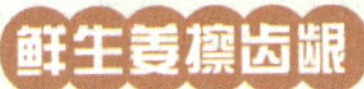

鲜生姜擦齿龈

【做法】取鲜生姜1块剖开，取剖面反复涂擦患侧上下齿龈（指口角、歪向侧的对侧）直到齿龈部有灼热感或发热感为止，擦完左侧擦右侧，每天2～3次，7天为1个疗程。

刮眼睑

面瘫患者以两手示指，分别从眼内眦向外均衡刮上下眼睑各50次，然后轻揉眼皮20～30圈。

小偏方百试百灵治牙痛

牙痛不是病，痛起来真要命，喝药都不管用，赶紧试试花椒白酒漱口的偏方吧，百试百灵，不会复发。

（1）花椒白酒漱口

【做法】取15克花椒，放入约50毫升白酒，泡10～15天。牙痛时喝一口含住，注意是含，不要咽下去。3分钟可止痛，含6分钟吐掉，每日2次，2次可愈。

（2）取新鲜生姜一块，洗净切成小片，牙痛时拿一小片咬在痛处，如果严重，

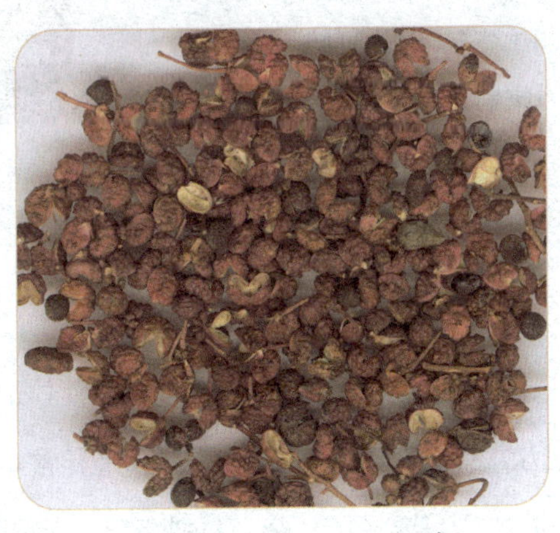

花椒

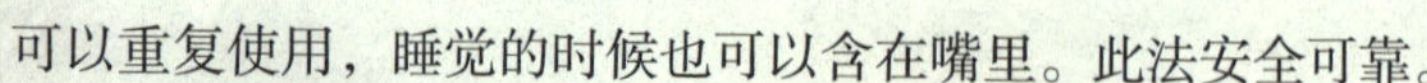

可以重复使用，睡觉的时候也可以含在嘴里。此法安全可靠。

（3）取大蒜捣烂加温，敷在疼痛处可以治疗牙髓炎、牙周炎和牙痛等疾病。

（4）取味精少许，直接涂敷牙痛处或者取适量味精按 1：50 的浓度用温开水化开，牙疼时含一口味精溶液，5 分钟后吐掉。连续 4 ~ 5 次，坚持 2 天牙痛即可痊愈。

（5）取食盐 15 克与白酒 100 毫升一起放入茶缸搅拌，等盐溶化之后放在炉子上煮沸。待冷却后含上一口，5 分钟牙痛即可止住。

（6）取樟脑、冰片适量，一同研成细末，牙痛时可放于牙痛处，同时吸气即可止痛。

（7）取新鲜荔枝 10 颗，在荔枝肉内填入适量食盐，以小火煨干后研末，擦于痛处即可。

（8）取陈醋 120 毫升，花椒 30 克一同放入锅中熬 10 分钟，冷却后，含在口中 3 ~ 5 分钟吐出（切勿吞下），可止牙痛。

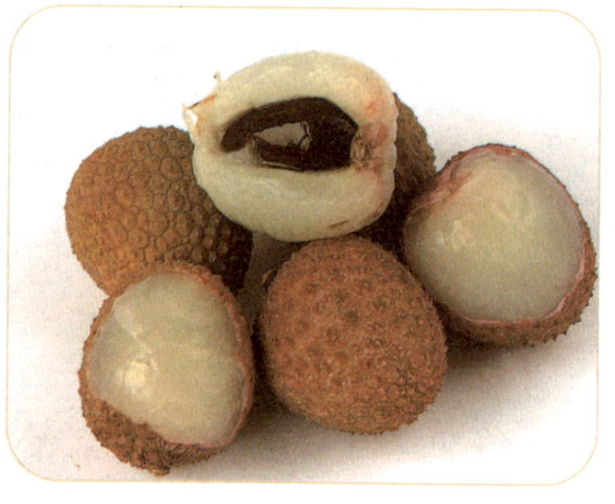

荔枝

搓耳朵，抖下巴，耳鸣就跑了

只要周围一有声音，耳鸣患者耳边就开始嗡嗡响，听什么都费力，有时头还会感到眩晕，真是异常难受。教你一个不用吃药的好办法，只要搓搓耳朵、抖抖下巴，就可以防治耳鸣。

（1）搓耳朵治耳鸣

要想防治耳鸣，那就多搓搓耳朵吧。因为耳部的穴位、经络都很丰富，经常搓耳朵，可以促进耳部的血液循环，疏通经络，疏通气血。还有，耳部的上阳经会出现郁火，而经常搓耳朵还可以起到清少阳、散郁火的作用。

【做法】先搓耳郭前部，就是靠脸近的地方 9 下，然后搓耳郭后部，也是 9 下，搓时注意从上往下搓。搓完耳朵后，再用示指堵住耳孔 2 ~ 3 秒，然后松开。也可以用手掌心在耳道口轻轻做挤压和放松动作，或用手指挤压耳屏，就是我们常说的“小耳朵”。这些动作都可以增强鼓膜对声音的传导能力，对听力保健很有益处。

（2）活动下巴颏治耳鸣

抖动下巴颏可活动耳部肌肉，对耳朵及鼓膜有按摩作用，能促进耳部血液循环，从而明显缓解耳鸣症状。

【做法】每天早晚张开口用下巴颏上、下、左、右活动，大约 100 下时，耳鸣渐止。

腌三皮巧治酒糟鼻

腌三皮是一款美味菜谱，以西瓜皮、冬瓜皮、黄瓜皮为主要原料，此食疗法具有清热利肺的作用，适用于酒糟鼻，连续食用疗效更好。

西瓜皮：用于消暑解渴、清热解毒，中医用西瓜皮和瓜汁入药配成“西瓜翠衣”，具有清热解暑、泻火除烦、降低血压等功效。

冬瓜皮：有消暑、健脾、利湿之功效，可用于治疗肾病、肺病、心脏病引起的水肿、腹胀、小便不利等。

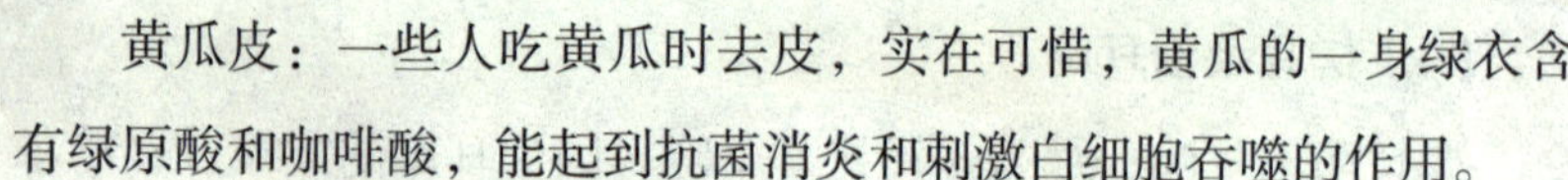

黄瓜皮：一些人吃黄瓜时去皮，实在可惜，黄瓜的一身绿衣含有绿原酸和咖啡酸，能起到抗菌消炎和刺激白细胞吞噬的作用。

【原料】西瓜皮200克，冬瓜皮300克，黄瓜400克。

【做法】将西瓜皮刮去蜡质外皮，洗净；将冬瓜皮刮去绒毛外皮，洗净；将黄瓜去瓤，洗净。将三皮混合用小火煮熟。待冷却后将三皮切成条块，置于容器中。用盐、味精适量，腌渍12小时后即可食用。每天食用可见效。

得了鼻炎，就冲鼻腔

如果患上急性鼻炎，会感觉咽喉不适，头脑昏沉，最重要的是嗅觉严重下降。盐水冲鼻腔可减轻这种痛苦。

【做法】每次取一小勺盐，5克左右，温开水100毫升，把盐放进杯子，注入温水，搅拌溶化。用去掉针头的注射器抽取盐水，将盐水注入鼻腔，反复冲洗鼻腔两侧即可。每天1次，1个多月后，可摆脱鼻炎的烦恼，让你鼻腔畅通，嗅觉灵敏。

如果有过敏性鼻炎，接触到过敏源，就会不停地打喷嚏、流鼻涕、流眼泪，随之眼睛发干，食欲不振，吃一些感冒药虽然管用，但也不是长久之计。试试冷水洗鼻法吧，此法简单易行，但需持之以恒，方可见效。

【做法】每天洗脸前，轻轻擤去鼻涕，将鼻孔插入冷水中，轻轻吸气，使冷水与鼻腔黏膜充分接触，然后将水呼出，如此反复进行，持续3分钟，洗完脸后再用中指揉压鼻翼两侧20次左右。

第八章　那些难缠的病，心理疗法是克星

患上糖尿病，多和别人说说话吧

糖尿病患者在临床上有“三多一少”症状的同时，还常表现为情绪焦虑、躁动不安。患者常因为知识缺乏或治疗不当而导致愤怒、灰心和孤独，如果任由这种情绪发展下去，病情就会更加严重，所以他们需要通过谈话来舒缓心情。在使用药物的同时，再适当配合倾诉心情的话疗，就能够收到很好的疗效。对于老年糖尿病患者来说，保持良好的心态，对血糖的控制和生活质量的提高至关紧要。

和同样患糖尿病的患者进行交谈是一个很好的方法。因为，糖尿病患者经过一段时间的摸索后，自己掌握了不少防治糖尿病病情加重的方法。糖尿病患者彼此之间的交流，能够帮助他们更多地了解糖尿病知识，并打消因患糖尿病而产生的孤独感。

现在，有很多地区都成立了糖尿病患者俱乐部。在这些团体组织中，会遇到很多糖尿病患者，他们在一起互相学习患糖尿病后如何调理生活的知识，并采取更有益于健康的生活方式。他们比较各自的康复记录，并交流各自成功和失败的经验。

当与其他糖尿病患者交谈时，你会发现，自己不仅对糖尿病的愤怒和沮丧情绪消失了，而且还会为自我康复的效果感到自豪。每

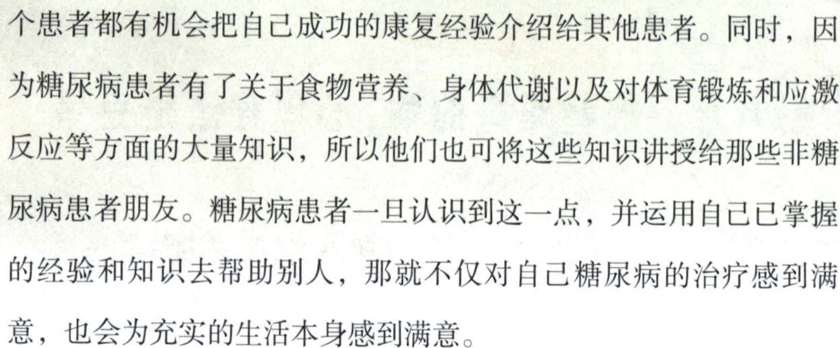

个患者都有机会把自己成功的康复经验介绍给其他患者。同时，因为糖尿病患者有了关于食物营养、身体代谢以及对体育锻炼和应激反应等方面的大量知识，所以他们也可将这些知识讲授给那些非糖尿病患者朋友。糖尿病患者一旦认识到这一点，并运用自己已掌握的经验和知识去帮助别人，那就不仅对自己糖尿病的治疗感到满意，也会为充实的生活本身感到满意。

另一种方法就是多阅读为糖尿病患者出版的书、小册子和杂志，阅读得越多，对糖尿病了解得就越透彻。对于通过自我血糖监测来自己控制血糖这一行为了解得越多，就更有信心解决自己所面临的问题。

自我调适心理，彻底远离焦虑

现代社会生活压力大，很多人时常焦虑。焦虑是对生命安全、前途命运等事情的过度担心而产生的一种烦躁情绪，包含着急、不安、担心、忧愁、紧张、恐慌等成分，与危急情况和难以预测、难以应付的事有关，常常出现坐卧不宁、惶惶不安等症状，严重时会影响学习、工作和生活。所以，一旦发现自己有焦虑心理，绝对不能放任不管或者一味忍着，需要积极应对，进行自我调节。

（1）正确认识焦虑。焦虑一般是由于精神因素导致的，所以要知道焦虑不是什么器质性病变，首先从思想上不要害怕，同时知道通过改变负面的思维模式和行为习惯是可以缓解焦虑的。

（2）正确面对挫折。遇到挫折时，可以转移注意力，暂时抛开烦恼，先做喜欢做的事。等心情平静后，再考虑如何解决眼前的烦恼。

（3）学会宣泄。遇到不顺心、不如意的事情时，可以通过运动、娱乐、找朋友倾诉等方式来宣泄不愉快情绪，切忌压抑负面情绪。

（4）积极与人沟通。不要总是以自我为中心，要尝试改变对待他人的态度，宽容、善意待人，不与人争，不随意猜测别人，必要时学会妥协，对他人的期望不要过高。

缓解焦虑还有很多办法，如放松训练和呼吸控制训练等。当然，一旦发觉心理压力过大，自我调适无效时，应积极求助于专业人员。

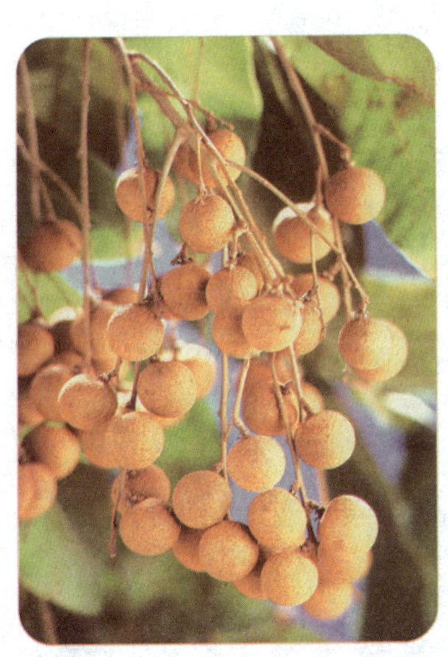

龙眼

这里再给大家介绍一种食物——龙眼。龙眼又名桂圆，史载于《神农本草经》，被认为能健脾养心，补血安神。李时珍说过这样一句话：“食品以荔枝为贵，而药品则龙眼为良。”现代研究发现，龙眼含有蛋白质、维生素等多种营养物质，对脑细胞非常有益，能镇定神经、消除疲劳，对焦虑有很好的疗效。大家可以试试以下两款小食谱。

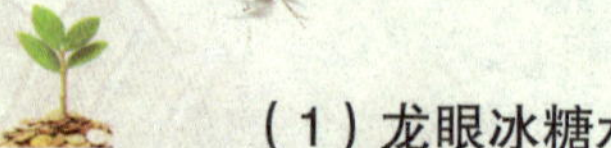

（1）龙眼冰糖水

【原料】龙眼肉 10 克，冰糖适量。

【做法】取龙眼肉 10 克，配冰糖适量，炖服，每日喝 2 ~ 3 次，1 个月后焦虑症缓解。

（2）龙眼肉粥

【原料】龙眼肉 15 克，红枣 15 克，粳米 100 克，白糖适量。

【做法】将龙眼肉浸入温水中，粳米淘洗干净；将粳大米和龙眼肉、红枣放入清水中，用旺火煮沸后，改用文火熬至五成熟时，加入白糖。每日早晚各热服 1 次，不宜过量。

很多失眠是因为心里装着事

导致失眠的因素有很多，如生理因素、精神因素、环境因素、生活行为因素、疾病因素等。但不少人的失眠，其实是因为心里装着事。这种失眠完全可以通过认知调整、行为调整、催眠等方法来自我调整，从而达到改善失眠的效果。

1. 认知调整

首先，不要总为失眠而烦恼，学会接受、淡化失眠对自身造成的影响，这样晚上才不会出现焦虑、烦躁等情绪。其次，保持乐观的良好心态，任何事情都不要装到心里去。再次，白天不要睡得太多，老年人白天可以适当午睡和打盹，失眠的人应该避免午睡和打盹，否则会减少晚上睡眠的时间。

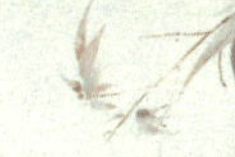

2. 行为调整

建立有规律的生活作息制度，早睡早起。养成良好的睡眠习惯，比如保持卧室清洁安静，避开光线刺激，避免睡前喝茶、喝咖啡、饮酒等。创造有利的入睡条件，比如睡前30分钟洗热水澡、泡脚、喝牛奶等。多培养一些兴趣爱好来分散注意力，比如养养花草、练练书法。当有负面情绪出现时，学会与好友交流倾诉。白天适当锻炼，有助于晚上的入睡。

3. 催眠疗法

通过催眠改善失眠是最自然、最舒适的方法。最常用的催眠方法是言语暗示，通过类似好困、好想睡的言语来进入到睡眠状态。还可以听听有助于睡眠的音乐、做一些睡前肌肉放松活动等。

如果以上方式都不管用，一定要及时就医。

这里再给大家介绍一种简单易行、效果不错的办法——试试热毛巾擦背吧。

【做法】首先准备一条柔软干净的毛巾，将热毛巾浸于温水中，略微拧干，一只手在上，一只手在下来回拉动，几分钟后，换一下手；还可在背部正中线擦拭，重点擦拭颈椎、胸椎局部，直到背部发热为止。一般持续5～10分钟，时间若太短，则起不到健身作用。此外，为避免感冒，应将室温控制在20℃以上。

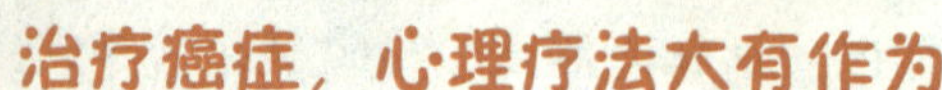

治疗癌症，心理疗法大有作为

绝望、抑郁，这些不良情绪是一种强力的“促癌剂”，可催化细胞基因发生突变。因此，消除恶劣情绪及不良心理因素，是防癌、治癌的主要措施之一。

（1）信心疗法

事实证明，悲观的癌症患者总是对手术治疗没有信心、绝望抑郁，这种情绪造成他们的术后伤口恢复缓慢，且容易复发，术后存活时间较短；而那些情绪乐观的癌症患者心情开朗，对治疗有信心，他们的术后伤口恢复较快，复发率也低，而且存活时间较长。如果患者意志坚定，有决心战胜癌症，那么患者存活和延长生命的概率要大很多。

一位中年男子被诊断患上癌症，医生预言他活不了多久。当时他的妻子正在怀孕，他不想让自己的孩子一出生就看不到爸爸，所以他下定决心一定要活到孩子出生的那一天。他信心坚定，与病魔顽强抗争，奇迹发生了，他不仅活到了孩子出生的那天，而且将生命延续了 20 年。相反，某工厂一位工人，在不知道自己身患绝症时，还可自己坐公交车去医院看病，但当医生正式告知他患了癌症后，他竟当场瘫软在地，最后被人用担架抬回家中。前后不到 1 个月的时间就被“癌症”夺去了生命。

可见，在与癌症的斗争中，精神、心理因素是至关重要的。信心不仅是一种态度，而且是患者的一剂救命良药。能不能好好利用

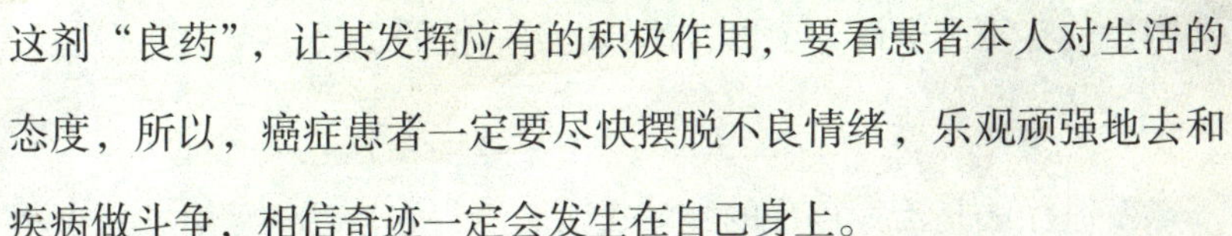

这剂“良药”，让其发挥应有的积极作用，要看患者本人对生活的态度，所以，癌症患者一定要尽快摆脱不良情绪，乐观顽强地去和疾病做斗争，相信奇迹一定会发生在自己身上。

（2）音乐疗法

平时可多听些放松身心、比较舒缓、抒情的音乐，注意听音乐时间不宜过长，音量不宜太高。其中适合癌症患者听的音乐有：莫扎特长笛与竖琴协奏曲小夜曲集，钢琴演奏Ⅰ、Ⅱ等。

（3）想象疗法

在接受放疗时，患者可以想象自己正在与病魔进行顽强抗争，癌细胞正在被射线杀灭。在进行想象疗法时，应放松身体，排除杂念。

一名喉癌患者，每天除了喝一些果汁外，什么东西都不能吃，医生告诉她只能活一两个月。这名患者并没有放弃治疗，而是接受了一位心理学家的建议，她每天坚持采用“想象疗法”治疗。1个月后病情便有明显的好转。

（4）快乐疗法

俗话说：“笑一笑，十年少；愁一愁，白了头”，说法虽然夸张，但是的确蕴涵着一定道理。笑能使人心情愉悦，精神振奋，使人摆脱忧愁烦恼，对于疾病的痊愈非常有帮助。医学家们发现，癌症患者有规律的笑，可以全面改善患者的身心健康，对治疗是十分有益的。经研究发现，如果接受快乐疗法，癌症患者体内将增加10% ~ 14% 的淋巴细胞，从而有效增强机体的免疫力，起到防止和抑制癌瘤生长的作用。癌症患者可多收听、收看一些幽默、诙谐的

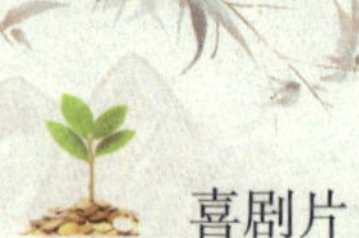

喜剧片，在笑声中摒弃杂念，达到缓解病情的目的。

（5）发泄疗法

发泄疗法是治疗癌症的一帖良药。当得知自己患癌后，患者不要整天自己吓自己，让自己处于悲戚绝望的情绪中，要多与人聊天、沟通、交流经验，以解除思想上的负担，消除顾虑。

饭后一根香蕉，天天好心情

香蕉含有一种物质，这种物质能使引起人们情绪不佳的激素大大减少，使人的心情快乐安宁。香蕉里另一种让人开心的营养素是色胺酸。色胺酸进入人体后转化的血清素，与情绪好坏及稳定度有很大关联，体内含有的血清素较多时，情绪会相对缓和，故香蕉有“快乐食品”之称。当你心情不好时，不妨饭后吃根香蕉。

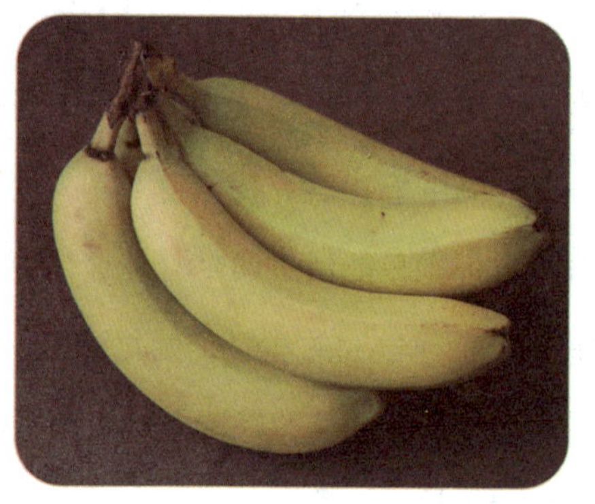

香蕉

第九章　赶走小毛病，就用小妙招

得了咽喉炎，快喝西瓜皮茶

咽喉炎是常见病，患病后疼痛难忍，吞咽困难。西瓜皮茶治咽喉炎是特效偏方，效果不错。

【做法】用西瓜皮250克，加入两大碗水，熬至一大碗，加冰糖适量，待水冷却后饮之，可治咽喉炎。

患者一定要保持良好的饮食习惯，多吃一些新鲜的富含维生素的水果、蔬菜，还应根据季节变化吃些利咽、润肺类水果。

小烫伤别着急，试试小偏方

烫伤这种意外伤害，我们在日常生活中经常会遇到。一旦被烫伤，如果处理不及时，方法不得当，会导致不良后果。这里介绍几个小偏方，以备不时之需。

（1）蛋黄油擦

【做法】取熟鸡蛋2个，剥壳去除蛋白，将蛋黄捣碎，置于铁勺或铁锅内，用小火熬，熬至蛋黄快发煳时，用小勺挤油，将油储存于小瓶内，冷却后可作烫伤涂擦之用。

（2）生姜汁淋

【做法】取嫩生姜一块带皮洗干净，把生姜捣烂，用纱布包着挤汁，将挤出的姜汁淋在伤处即可。每天1次，1周就可痊愈，且

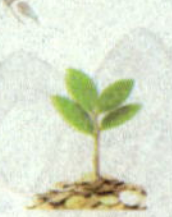

不会留下瘢痕。

（3）大葱片贴

【做法】取新鲜葱叶一段，从中间轻轻撕开，取葱叶表面有黏液的那半片叶贴在烫伤处，如果一片贴不满，可多贴几片，并轻轻包扎。此法治疗烫伤效果极佳，在止痛的同时还可防止烫伤部位起水泡，一两天即可痊愈。如果有人吃饭喝汤不小心烫伤了口腔或食管，可马上慢慢嚼食新鲜葱叶，效果也很好。

（4）红糖敷

【做法】取适量红糖焙干，用菜油调匀，敷在患处，可治烧伤烫伤，疗效显著。

（5）丝瓜叶敷

【做法】将丝瓜叶晒干，研成细末，用菜油调匀，加适量冰片，敷于患处，可治灼伤。

（6）冬瓜皮涂

【做法】取适量新鲜冬瓜皮，焙干后研碎，用麻油调匀，涂于患处，可治烧伤、烫伤。

小方法治落枕，简单又有效

一旦落枕，脖子较为疼痛，那滋味别提多难受了。多数落枕不用就医，疼痛在持续两三天便可以“自愈”，但如果你希望减轻疼痛，及早恢复健康，可作以下处理。

（1）冷敷

落枕在 48 小时内只能用冷敷，冷敷可以起到收缩血管、消炎的作用。

取一个1500毫升的大可乐瓶，往瓶里装满自来水，放到冰箱冷冻室里冻成冰。落枕时，把冷冻的可乐瓶作为枕头，2～3个小时后，疼痛便会消失。还可将冰块敲成小冰粒，用毛巾裹住枕在脖子底下，每次15～20分钟，每日2次，也可很快缓解疼痛。

需要注意的是，大可乐瓶不宜用其他瓶替代，因为大可乐瓶枕着舒服，有利于落枕的治疗。

（2）热敷

刚落枕时不可热敷，待到炎症疼痛减轻时，再选择热敷。可使用热水袋、电热手炉、热毛巾湿敷，也可用红外线取暖器照射，热敷可起到止痛作用。热敷时要注意防止烫伤。还有一种热敷法，即用热醋敷法，取加热食醋100克，然后取干净纱布蘸热醋在脖子痛处热敷，热敷的同时活动颈部，每次20分钟，每日3次，疗效显著。

（3）按摩

落枕主要按摩的反射区是颈椎、颈项、斜方肌、肩胛骨、肩关节、肘关节。

颈椎：按摩5～1颈椎时，要由下往上按摩，按摩7～5颈椎时，要从上往下按摩。

颈项：按摩时方向要从外往内扣按。

斜方肌：按摩时要扣住关节上方由外往内按摩。

肩胛骨：按摩时按住凸起的地方后定点扣揉。

肩关节：按摩时要由下往上扣后左右滑动。

肘关节：按摩时要左右滑动。

为了避免落枕，一定要注意以下几点：采取正确的睡眠姿势；选用高低、软硬合适的枕头；避免颈部受风着凉。

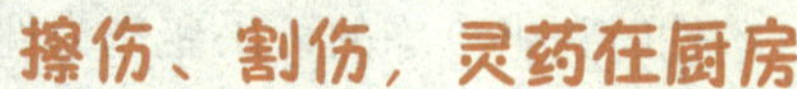

擦伤、割伤，灵药在厨房

生活中总是难免遇到小擦伤、小割伤，别慌，找到以下几种东西敷在伤口上，可以让伤口尽快愈合。

（1）鱼肝油

【做法】用消毒药水或者淡盐水将伤口仔细清理干净，把鱼肝油丸剪破，将油液均匀覆盖伤口。鱼肝油之所以能够促进组织生长和修复，是因为它富含丰富的维生素，能给伤口局部细胞提供营养，这是创可贴不具备的作用。

（2）大蒜膜

【做法】用消毒药水或者淡盐水将伤口仔细清理干净，用大蒜膜紧贴蒜瓣的那一面贴在伤口上即可。

（3）芦荟

【做法】将伤口用消毒药水清洗干净，做杀菌处理，然后将要用的芦荟清洗干净，最好用热水烫过，这样可以杀菌，取芦荟中果冻状部分直接贴在伤口上，然后敷一层油纸以绷带缠好。芦荟中含有能抑菌和杀菌物质，还能令化脓的伤口快速愈合。

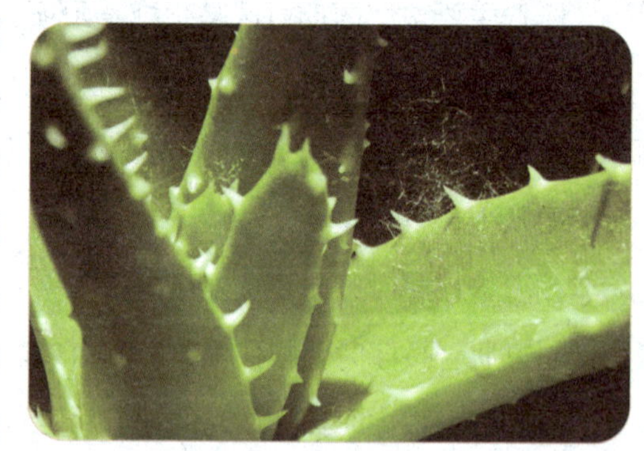

芦荟

扭伤需消肿，涂点仙人掌

上下楼梯、挤车、爬上、打球……人们在日常生活中稍不留神，很容易导致脚扭伤。严重的扭伤会造成踝关节脱位、骨折，甚至足趾关节的骨折，所以千万别对脚扭伤抱无所谓的态度，认为养几天就没事了。针对扭伤，仙人掌外敷的消肿、止痛、散结之功效优于一般的热敷。

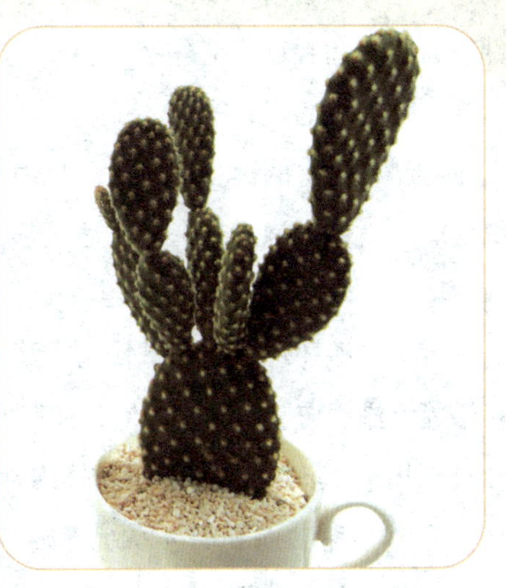

仙人掌

【做法】取 2 年生以内的嫩仙人掌，拔掉毛刺，用刮皮器刮去外皮及细小的刺，然后清洗干净，放在非金属器皿内捣成糊糊，加适量糖、醋，涂抹在肿胀的皮肤处，找一块干净透气的布包扎好。每天换 2 次，一般情况下，3 天之内肿胀可消退。

涂仙人掌消肿法取材容易，简单方便，经济有效。且此方已经临床验证，没有发现任何不良反应。

由于仙人掌有微毒，使用时一定要注意勿敷皮肤溃烂处。眼睛周围慎用，如果一定要用，千万小心，以免眼睛受刺激。

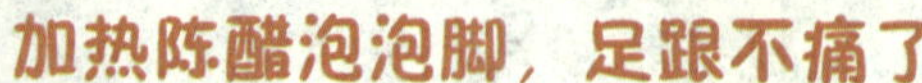

加热陈醋泡泡脚，足跟不痛了

我们都知道用热水泡脚，不但可以促进脚部血液循环，降低局部肌张力，而且还可消除疲劳、改善睡眠。那么用热醋泡脚效果怎么样呢？陈醋泡脚的好处有三：

陈醋中富含的钙和镁，是温泉中所含有的矿物质。因此使用陈醋泡脚，就像在泡温泉一样，这是热水泡脚所无法具备的，陈醋泡脚更能够从内部温暖身体。

陈醋的酸还可以使偏碱性的皮肤病变部位中和，且其含有的氨基酸能够滋润皮肤，软化角质，使肌肤更加有弹性，更加靓丽。

利用陈醋泡脚，还可使身体内部存积的毒素排出，有利于身体的正常代谢功能和循环系统恢复，从而提高人体的免疫力和自愈力。长期使用陈醋泡脚，还可有效祛除风湿，改善畏寒怕冷的症状。

【做法】将适量陈醋加热，倒入洗脚盆内，把脚浸泡加热醋中即可。每次 15 分钟，每日 2 次，1 个月为 1 个疗程。

陈醋泡脚有几个方面需要注意：泡脚时间不宜过长，以 15 分钟为宜；水温不能太高；饭后半小时内不宜泡脚；泡脚盆一定要清洁干净；泡脚时要平心静气，不要看书和看电视。

几个小妙招，迅速治打嗝

打嗝是一种正常的生理现象，但是如果发生在不恰当的场合，会让人感觉有一点儿小尴尬或是不礼貌。在某种关键时刻打嗝不止怎么办？别慌，下面这几个小妙招，随便用一个就能立即止嗝。

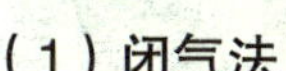

（1）闭气法

挺起胸膛，深深地尽全力吸足一口气，憋住，不要呼气。重复 3 ~ 5 次即可有效缓解打嗝。

（2）伸拉舌头法

打嗝不止时，取一块干净纱布包住舌头，用手指轻轻捏住舌头向外伸拉，等到感觉腹部有气体上升，打嗝自然消除。

（3）喝水法

喝一大口稍热的开水，在打嗝的同时分次咽下。

（4）下巴抵胸法

将下巴抵住胸骨（把头低到最低），然后屏气 20 秒，反复几次即可止嗝。

（5）纸袋呼气法

取一个小塑料袋，罩住口鼻，往袋里进行呼气吸气，3 ~ 5 次之后就不会打嗝了。

（6）压舌头法

如果你打嗝时刚好在吃饭，不妨用干净的勺子把舌头紧紧地压住，几分钟后，打嗝即可停止。或者试试舌下放糖法，吃一匙糖，干吞，数分钟后即可止住打嗝。此原理为糖在口腔里改变了原来的神经冲动，以阻挠横膈膜的肌肉作间歇性地收缩。

（7）压穴法

用拇指按压内关穴 5 ~ 10 分钟。手掌朝上，当握拳或手掌上抬时就能看到手掌中间有两条筋，内关穴就在这两条筋中间，腕横纹上 2 寸。

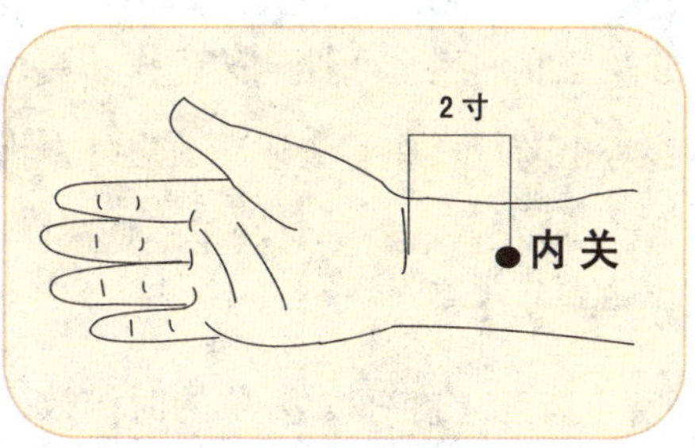

内关穴

还可双手交替用手指压迫两侧少商穴。少商穴位于大拇指甲根部桡侧面，距指甲缘约0.6厘米，压迫时要用力，要感觉有明显酸痛感。

（8）耳朵按摩法

双手紧紧捏住左右耳垂，慢慢地向下拉动，打嗝可停止。

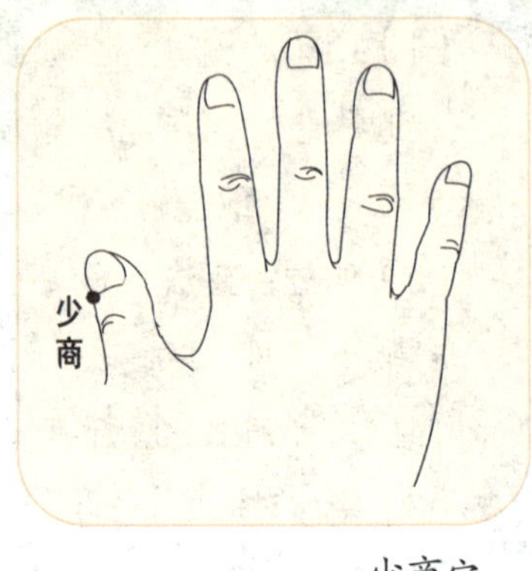

少商穴

天天枸杞子水，上班不再“累”

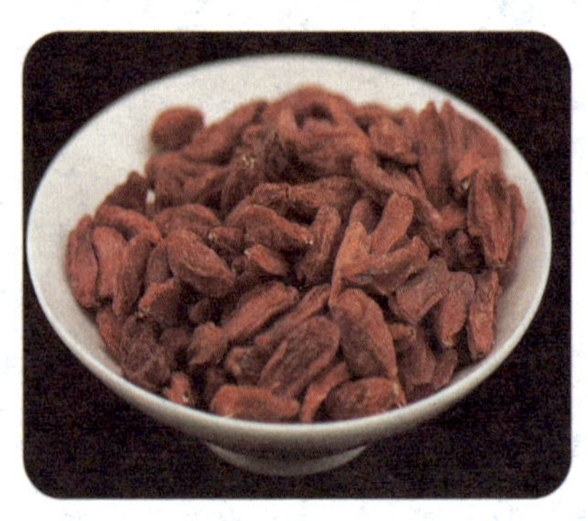
枸杞子

如果体内的垃圾清除不干净，自然就会精神疲倦，整天觉得很累。要消除这种工作疲劳，喝枸杞子茶可是个妙招。经研究发现，枸杞子这种植物，生命力及精力极其强韧，消除疲劳的效果非常好。它能够促进血液循环、防止动脉硬化，还可预防肝脏内脂肪的囤积，再加上枸杞子内所含有的各种维生素、必需氨基酸及亚麻油酸全面性地的运作，更可以促进体内的新陈代谢，也能够防止老化。除了上述功效之外，枸杞子还在一定程度上提高免疫力。《神农本草经》对枸杞子是这样评价的：“久服坚筋骨，轻身不老，耐寒暑。”

【方法】在每天喝茶的时候放入几粒枸杞子即可。长期服用，不仅可以解除疲劳，让人精神饱满，而且还能延年益寿。

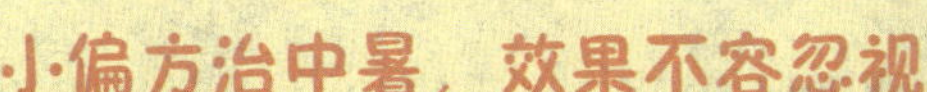

夏天天气太热，当环境气温超过35℃时，人很容易中暑。中暑是危害人们身体健康的一种常见病，常用的防治中暑的方法如下。

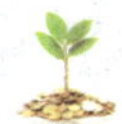

小方子

三花茶

【原料】野菊花10克，荷花10克，茉莉花3克。

【做法】将3种花洗净后以沸水冲泡，加盖稍冷后当茶饮。

【功效】此茶可清暑解热、芳香开窍，可去心胸烦热。

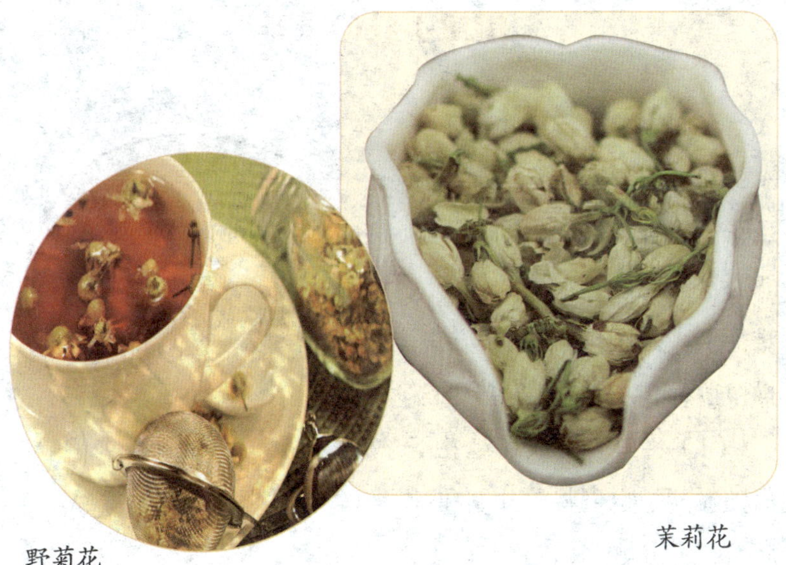

野菊花　　茉莉花

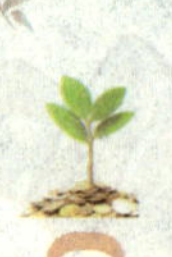

三皮茶

【原料】鲜西瓜皮50克，冬瓜皮50克，丝瓜皮50克。

【做法】将三皮洗净切片，以水煎15分钟，加适量白糖，温服代茶。

【功效】此茶饮清热、祛暑、利尿。

三豆汤

【原料】绿豆100克，黄豆30克，白扁豆30克。

【做法】将3种豆加水煮烂，取其浓汁，加入白糖饮用。

【功效】此汤防暑，清热、解毒，和中、健胃。

雕虫小技治晕车

人们旅游出行往往离不开车、船这些交通工具。如果你晕车、晕船，在车或船上头晕、恶心甚至呕吐，那感觉真是太难受了。看看下面这些小方法，操作很简单，效果很不错。

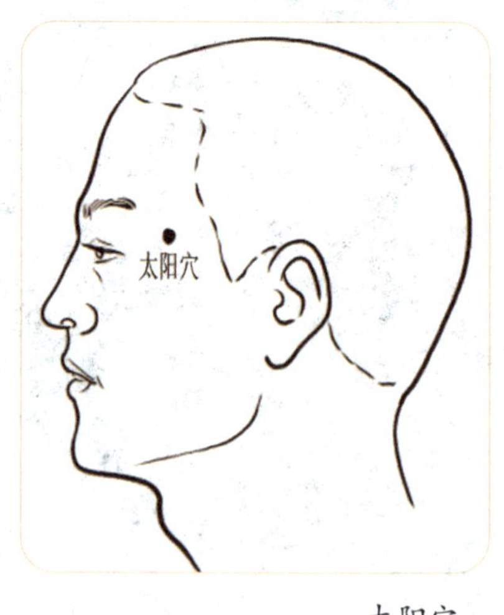

太阳穴

（1）将鲜姜片放在鼻孔下面随时闻，也可将姜片贴在肚脐上，用伤湿止痛膏固定。

（2）乘车前1小时，取新

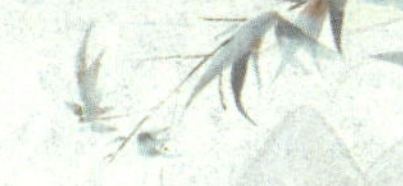

鲜橘皮表面朝外，向内对折，对准两鼻孔用力挤压 10 次左右，皮中喷射出带芳香味的喷雾可防晕车。

（3）将风油精搽于太阳穴，亦可滴两滴风油精于肚脐眼处，并用伤湿止痛膏敷盖。

（4）乘车前喝一杯加醋的温开水。

（5）乘车前，仔细揉搓两手大拇指 3 ~ 5 分钟。

（6）按膻中穴，在体前正中线，双乳中间。

（7）乘车前半小时，用拇指和示指搓揉大脚趾和小趾，力度适中，持续 5 分钟。同时配合深呼吸，即可防止晕车。

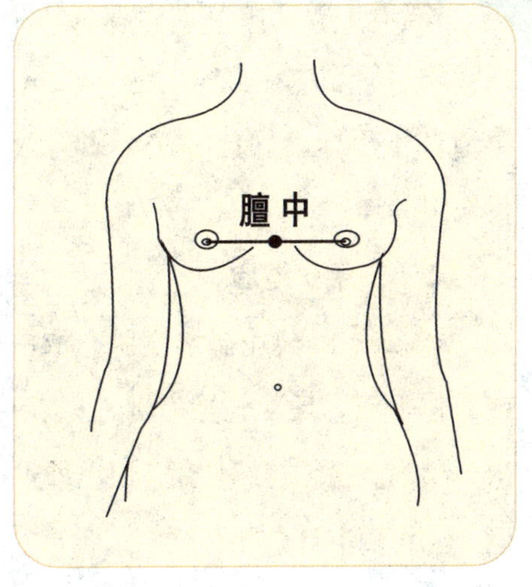

膻中穴

（8）用双手拇指和示指夹捏耳郭尖端，向上提揪、揉、捏、摩擦，揉时力度不可太大，以双耳郭充血发红为宜。

去痘不留痕，肌肤更完美

青春期的少男少女脸上总是少不了青春的标志“青春痘”，对付这些烦人的“痘”，就用下面这几个小偏方吧。

（1）牛奶兑盐按摩脸

【做法】取刚开封的食盐适量，滴 4 ~ 5 滴牛奶兑盐，在盐半溶解状态下轻轻按摩脸部，由于此时的盐未完全溶解仍有颗粒，所

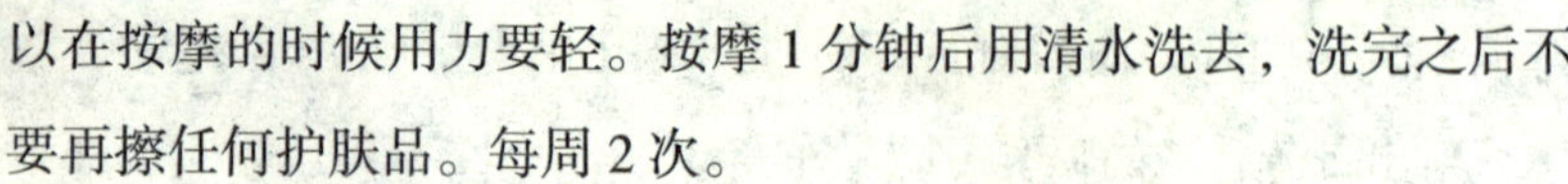

以在按摩的时候用力要轻。按摩 1 分钟后用清水洗去，洗完之后不要再擦任何护肤品。每周 2 次。

（2）酸奶面膜敷脸

【做法】晚上睡觉前，取优质浓稠酸奶，加入少量的珍珠粉，搅拌均匀后涂抹在痘印的地方，先别忙着洗去面膜，第二天早上再清洗干净即可。此方法可以有效淡化痘疤，并且有着一定的消炎作用。

（3）白果仁擦脸

【做法】睡前用温水洗脸，取白果 2 个，去掉外壳，用刀切出白果仁平面，反复轻擦患部，记着在擦的时候要削去用过的部分，次日早上洗脸，连续使用 1 周，即可成功消除青春痘，且不留瘢痕。

（4）萝卜汁敷脸

【做法】取新鲜萝卜数根，放到锅里煮熟，煮透后捞出，取一块干净纱布包住萝卜，提取出萝卜的汁液，把萝卜汁放回锅中翻煮，煮成糊状涂抹在长痘的地方，尽量涂厚一点，每天 3 次，3 天后即可祛痘。

（5）苹果片敷脸

【做法】取新鲜苹果一个，将苹果洗干净后切成薄片，放在碗里。加入沸水把苹果片泡热泡暖。等苹果片冷却后，贴到痘痘上敷一下，15 ~ 20 分钟后，将苹果片取下以清水洗干净即可。

脚气最怕大蒜和生姜

脚气传染性强，容易反复发作。如果因为瘙痒抓破皮肤，会引起细菌感染，继而引起严重的并发症。试试下面几种方法去脚气，效果很不错。

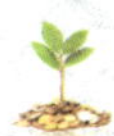

小方子

盐姜水

【做法】水煮沸后，放入生姜100克，食盐50克，陈醋100克，倒入洗脚盆，不烫后洗脚，泡脚30分钟，在泡的过程中要不停地搓脚。每天1次，连续1周，可有效去除脚气，还可解乏。

醋蒜

【做法】取新鲜大蒜头2头，去皮放入250克醋内泡3天后取出，用醋蒜头擦患处。

黄豆水

【做法】取黄豆150克，放入锅中，加入清水1000克左右，用文火煮约20分钟，水不太烫时用来泡脚，可多泡会儿。此水泡脚不但治脚气，还可防止脚脱皮，并且使脚部肉皮儿滋润，连洗三四天即可发生效力。

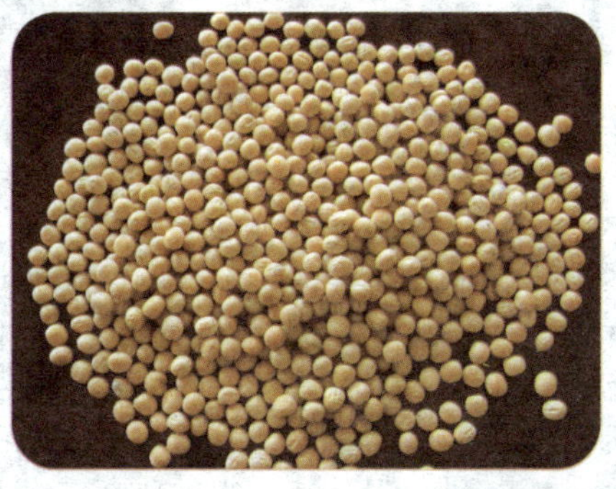

黄豆

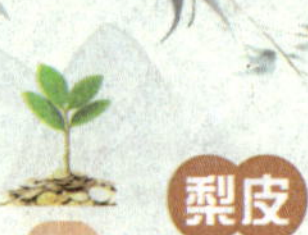

梨皮

【做法】将新鲜梨皮削下来，直接往脚气处擦就可以了。

花椒盐水

【做法】取花椒 10 克，盐 20 克，加入水中煮，待水温度适宜，不致烫脚，即可泡洗。每次泡洗 20 分钟，连续泡洗 1 周即可缓解。脚部溃疡感染者慎用。

芦荟

【做法】取新鲜芦荟叶用热水冲洗消毒，揉搓叶汁往脚上挤抹，使其自然风干，每次一只脚用一叶。

无花果叶

【做法】取新鲜无花果叶数片，加水煮 10 分钟左右，待水温合适时，泡洗患足 10 分钟。每天 2 次，一般三五天即可缓解。

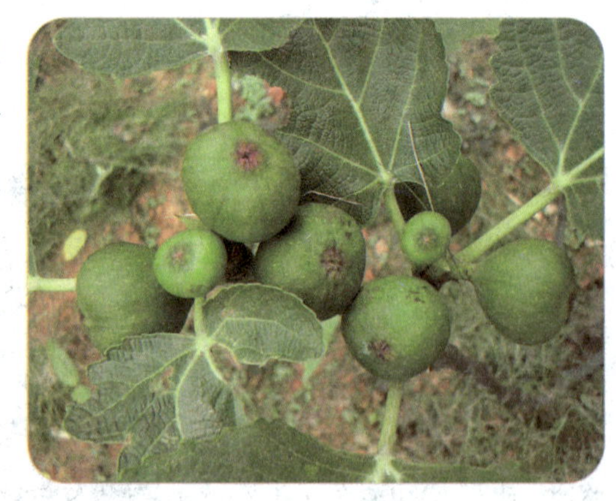

无花果

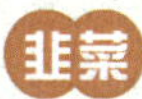

【做法】取鲜韭菜 250 克洗净，切成碎末放在盆内，倒入开水。待水温不烫脚时即可使用，每次泡脚半小时。注意，盆中水量应没过脚面，泡脚同时揉搓脚。1 周后再洗一次，效果很好。

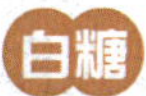

【做法】用温水泡脚洗净，取适量白糖涂在在患脚气部位，用手反复揉搓，搓后洗净。每隔两三天一次，3 次后一般轻微脚气患者可痊愈。此偏方尤其对趾间脚气疗效显著。

米醋

【做法】取 1000 克米醋，将醋加热后倒入盆内，浸泡或浸洗脚。每天 2 次，每次约 1 小时。此方不仅可以消炎杀菌，还可治脚气，轻者四天可根治。

啤酒

【做法】把瓶装啤酒直接倒入盆中，不用加水，先用热水将脚洗净后，放入啤酒中浸泡，一次 20 分钟即可，泡后用清水冲净。每周泡 1 ~ 2 次。

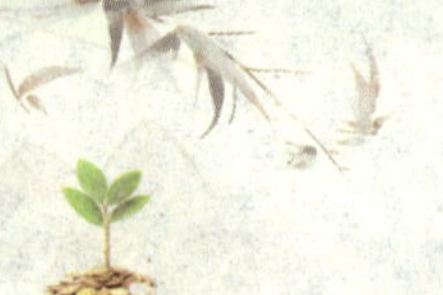

用黄瓜擦掉烦人的汗斑

汗斑不但危害肌肤健康，也严重影响外貌，不妨试试擦黄瓜疗法吧。

【方法一】取新鲜黄瓜约 200 克，洗净刮皮切片，将 100 克硼砂研成细末，用黄瓜片蘸硼砂涂擦汗斑。每天 3 次。注意，其间最好别洗澡，以保持药效。

【方法二】取新鲜黄瓜 1 根，洗净削皮捣烂，根据汗斑面积取汁适量，将硼砂研细后徐徐投入黄瓜汁内，直至饱和，皮肤做过清洁后，用消毒纱布块蘸黄瓜液，涂擦于患处，每天 3 ~ 4 次。一般连用 7 ~ 10 天即可治愈。

硫黄治疥疮，疗效杠杠的

疥疮，是一种寄生螨（俗称疥虫），寄生于人体表皮内而引起皮肤发痒，继发感染溃烂形成的脓泡疮。硫黄治疥疮的主要原理为，硫黄与皮肤及组织分泌物接触后，生成硫化氢和连五硫酸，硫化氢和连五硫酸可有效杀虫。

【方法】取硫黄 20 克，白矾、雄黄各 25 克，共研成细面，加 80 克凡士林混合调成膏，涂抹在疥疮部位。此法可解毒杀虫，主治疥疮。

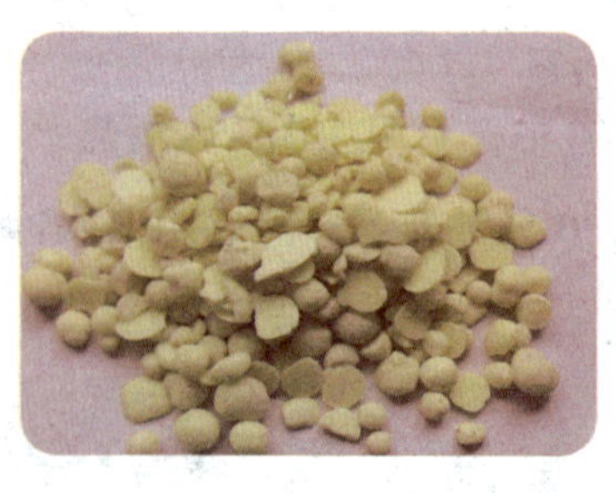

硫黄

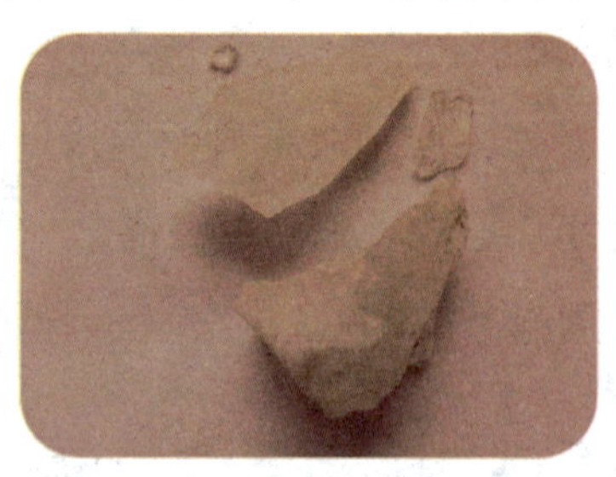

白矾

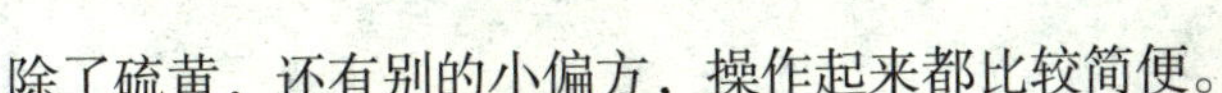

除了硫黄，还有别的小偏方，操作起来都比较简便。

【方法一】取新摘下来的茄子洗净切碎，与米醋共捣烂如酱状，涂敷患处，每日 1 换，连敷 1 周可见效。已溃脓者不宜使用本方。

【方法二】取地丁 30 克放锅内熬取浓液，滤去渣滓备用；另取一根鲜嫩丝瓜切成小段，与地丁液拌匀，加入 20 克白糖，置锅内隔水蒸熟，分 2 次服完，连服 10 天可见效。

【方法三】取 50 克绿豆洗净，用温开水泡浸 1 ~ 2 小时后取出捣烂成浆，冲入适量蜂蜜调匀，置锅内隔水蒸熟，随意饮服。每日 2 次，连服 1 周。

【方法四】取 50 克新鲜马齿苋及蒲公英洗净，放入锅内，加清水适量，以文火熬煮，去渣取汁，再加入 100 克粳米煮成稀粥，随意服食。每日 1 次，连服一周。

睡前来碗银耳汤，一觉睡到大天亮

银耳自古以来就被视为天然滋补品，它含有较多磷脂，可健脑安神；银耳还具有延年益寿、延缓衰老的保健作用。银耳与大枣、莲子等食品配合食用治疗失眠，效果相当好。清代学者李渔评价银耳时说：“食此物者，犹吸山川草木之气，未有无益于人者也。”

（1）银耳木瓜鲫鱼汤

【原料】银耳 20 克，木瓜 300 克，鲫鱼 400 克，调料适量。

【做法】先用清水将银耳浸泡 3 小时，然后洗净，去除蒂部硬结，撕成小朵备用；将木瓜用刮皮器刮去外皮，挖去内核备用；锅中放油烧热，将鲫鱼放至锅中煎，煎至微黄色翻面再煎；煎好后取出，与银耳、木瓜一道放入砂锅中，加水 2000 毫升左右，大火煮 20 分钟后改为小火再煮 40 分钟，调味后即可食用。每日 50 毫升，

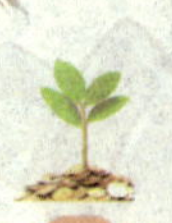

佐餐饮，可常服。

【功效】此汤不仅安神，还有润燥和美肤的作用。

（2）桂圆银耳莲子汤

【原料】银耳 50 克，桂圆 50 克，莲子 15 颗，冰糖适量。

【做法】将银耳放入冷水中泡发，泡好后用清水洗净，撕成小朵备用；将莲子放入冷水中泡发备用；桂圆肉用温水浸泡 5 分钟后，用清水冲去杂质洗净备用；煲内放适量清水，将处理好的银耳、莲子、桂圆肉一起倒入煲内，大火煮滚后加入冰糖，转中小火继续炖煮，煮至银耳、莲子柔软即可。

【功效】这款汤特别适合劳心费神、身体免疫力低下的人喝，可以起到安神好睡的功效。

（3）大枣银耳汤

【原料】大枣 50 克，银耳 25 克。

【做法】将银耳泡发洗净，撕成小块备用；将大枣洗净，放入砂锅中加水 500 毫升，大火煮沸，20 分钟后加入银耳再煮沸 10 分钟。取浓汤汁加入红糖 25 克，每晚睡前 30 分钟一次服用。

【功效】连服两周，主治女性更年期失眠症。

吃香蕉治便秘，熟吃效果才最好

在日常生活中，大多数人都会认为香蕉能通便。但事实上，并非所有的香蕉都适宜便秘患者服用。专家指出，只有熟透的香蕉才有润肠功能，如果吃多了生香蕉结果会适得其反，不仅达不到通便的目的，反而会使便秘加重。

要想达到治疗便秘的最佳效果，一定要吃熟的香蕉，并且是带皮吃。香蕉中有利于通便的成分不仅仅在香蕉肉上，还有很多在香蕉皮上。

【方法】在吃香蕉前把带皮的香蕉放在火上烤（注意不可烤焦），烤香蕉，可使香蕉皮上的低聚糖能够大量进入果肉中，从而增强排便能力，同时还有美容作用。

另外，香蕉辅助其他食物一起吃也是不错的方法，比如将香蕉切成小丁，在熬粥的时候加一点儿，对缓解便秘也有不错的效果。

每天一杯蜂蜜水，润肺又养颜

“朝朝盐水，晚晚蜜汤”这是中医关于养生的一句话，意思是说每天早上早起空腹喝淡盐水，每天晚上睡前喝蜂蜜水。为什么这样做呢？早上来杯淡盐水可以稀释一觉起来很黏稠的血液，而且有消炎作用，可润肠胃通大便防止便秘，而蜂蜜具有消炎、祛痰、润肺、止咳的效果，经常喝杯蜂蜜水能补充人体所需各种微量元素，有助于美容养颜。

（1）雪梨拌蜂蜜

取新鲜雪梨一个，洗净刮皮切成薄片拌蜂蜜吃，每日数次。主要起润肺作用。

（2）空腹服蜂蜜

每晚空腹服蜂蜜 25 克，可消除餐后积食，促进胃酸正常分泌，增强肠蠕动，增强排便能力。

（3）早晚服用蜂蜜水

每日早、晚以温开水冲服天然成熟的蜂蜜 20 ~ 30 克，可增强体质，滋容养颜，让你更加健康美丽。蜂蜜的美容效果相当好，是可以食用的美容剂。“氧自由基”是人体内的“垃圾”，蜂蜜的抗氧化作用则可清除这种垃圾，从而达到葆青春抗衰老、消除和减少皮肤皱纹及老年斑的作用，使肌肤年轻靓丽。

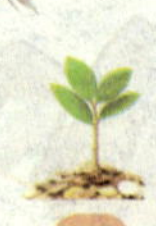

排便有困难，别忘喝点茶

工作忙碌、加班、应酬、晚睡……不规律的生活很容易造成便秘。一旦患上便秘，那难受劲儿就别提了。用开塞露，麻烦不说，用久了，肛周黏膜容易红肿，而且还会损伤直肠黏膜。试试自己泡壶茶吧，让你排便不再那么困难。

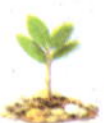

小方子

荷叶润肠茶

【原料】荷叶3克，决明子6克，制大黄3克，首乌3克，扁豆3克，代代花3克。

【做法】开水冲泡。

【功效】减肥降脂、畅中润肠。适用于肥胖症、便秘等。

木耳芝麻茶

【原料】黑木耳、黑芝麻各60克。

【做法】上2味药各分成两份，一份炒熟，一份生用。

【功效】润燥通便。适于痔疮便血、肠风下血、老年性便秘。

桑葚冰糖饮

【原料】桑椹40克，冰糖20克。

【做法】用沸水冲泡饮用。

【功效】润肠通便。适用于肠道津液不足之低热、耗津、大便干燥等导致的便秘。

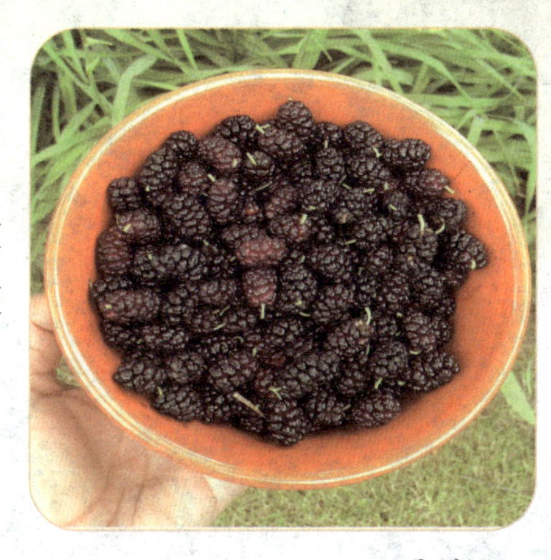

桑椹

荞麦茶

【原料】荞麦面100克，茶叶5克，蜂蜜50克。

【做法】将茶叶捣成细末，将茶叶末与荞麦面、蜂蜜搅拌，冲入沸水饮用即可。

【功效】降低血脂、润肠通便。

核桃糖茶

【原料】核桃25克，绿茶5克，白糖25克。

【做法】将核桃捣碎，放入杯中，加入白糖。将绿茶以沸水冲泡后，加入核桃中冲泡即可。

【功效】润肠通便。

双花决明茶

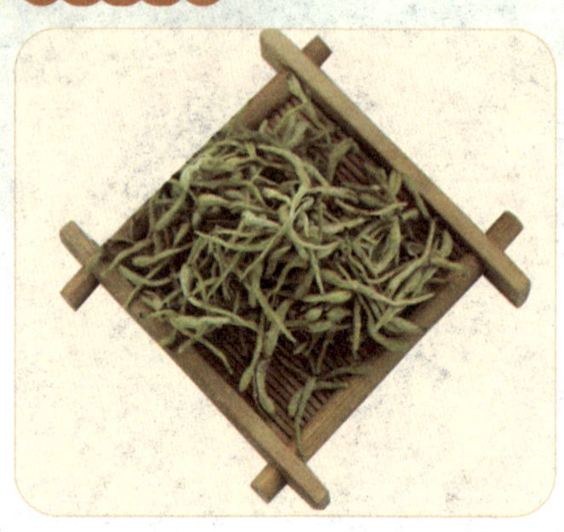
金银花

【原料】决明子 20 克，菊花、金银花各 10 克，枸杞子 5 克。

【做法】将所有材料加入 1000 毫升的热水中，焖泡 5 分钟后，即可去渣饮用。

【功效】清热解毒、排便通肠。

清肠薄荷茶

【原料】甘草 3 片，大黄 5 克，薄荷 6 克。

【做法】锅中倒入 250 毫升水，放入甘草、大黄煮 2 分钟至沸，放入薄荷，再煮 1 分钟即可。

【功效】清理肠胃、消火通便。

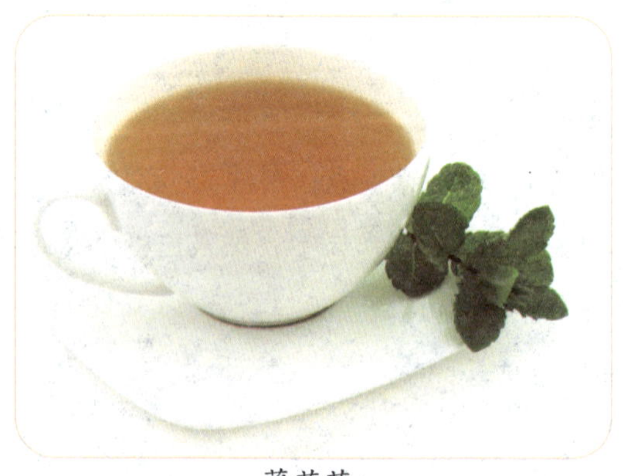
薄荷茶

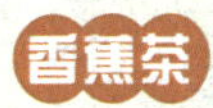

【原料】香蕉180克，蜂蜜20克，绿茶1克，精盐适量。

【做法】先把香蕉切成细丁状，再把香蕉丁与其他材料加入沸水中一起冲泡20分钟。

【功效】改善消化不良的症状，帮助排便通畅。

槐花蜜茶

【原料】槐花10克，蜂蜜、绿茶适量。

【做法】将槐花和绿茶用适量沸水冲泡，加入蜂蜜搅匀。

【功效】清热润肠，凉血止血。适用于老年性及习惯性便秘，症状见大便干结、腹胀而痛、口苦、面红身热，但糖尿病患者以及咳喘患者忌用。

排便麻烦，试试指压法

如果你有便秘之苦，不妨试试指压法，让你轻松排便，上厕所不再如临大敌。

【取穴】天枢穴。天枢穴在肚脐水平两侧两寸（两指宽）处。

【治法】大便时以左手中指点在压左侧天枢穴上，至有明显酸胀感即按住不动，坚持1分钟左右就会有便意。

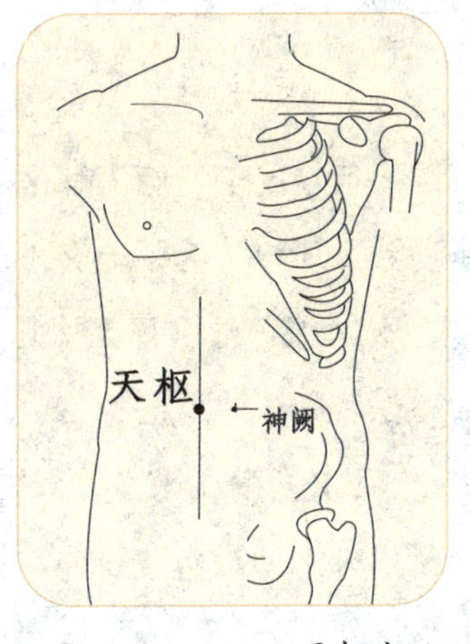

天枢穴

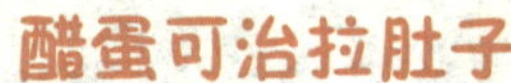

醋蛋可治拉肚子

有些人肠胃不好，饮食稍有不慎，很容易拉肚子。给大家介绍一个用醋鸡蛋治疗腹泻的方法，简单有效，安全可靠。

【做法】将 100 ~ 200 毫升食醋倒入锅中加热，打入 2 枚鲜鸡蛋，待煮熟后趁热食蛋饮醋，若不愈，隔半天再吃一次。

如果你不喜欢吃醋蛋，也可以试试下面几种方法，一样有效。

【方法一】胡椒黑糖法：夏季因饮食、受凉而引起的拉稀，可用热黑糖水送服 4 粒胡椒，每日 3 次。

【方法二】荔枝干红枣法：将 15 枚去皮核的荔枝干、4 枚去核的红枣加水煎服，可治因虚弱引起的慢性拉稀、老人五更泻等症。

【方法三】馒头黑糖法：将馒头烤焦，压成碎末，加适量黑糖用开水冲服，每日 3 次，对慢性拉稀很有疗效。

【方法四】石榴叶生姜法：30 克鲜石榴叶、12 克生姜、3 克食盐加水煎至 2 小碗汤，每日分 2 次服完，对寒湿拉稀很有疗效。

揉腹治腹泻

一般情况下，腹泻都是因为胃肠消化功能不良，食物在肠内发酵所致。所以，为了能够止住腹泻，一定得提高肠胃的消化吸收功能。腹泻患者可以每天抽几分钟揉腹，这样就可以提高肠胃消化，轻松摆脱腹泻的困扰。

【做法】躺在床上，双腿弯曲，将一手掌放在肚脐正上方，用拇指以外的四指指向腹部，从右到左沿结肠走向按摩。当按摩至左

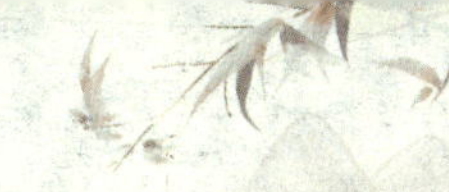

下腹时，应适当加强指的压力，每次 10 分钟左右。揉腹和腹部按摩可随时进行，一般可选择晚上入睡前或晨起时。揉腹前应排空小便，不宜在过饱或过于饥饿的情况下进行。

五招快速止鼻出血

有人经常无缘无故地流鼻血，流血过多，常引起头晕眼花、脸色苍白等症状。因此，流鼻血时应最好先止血，再去就医。流鼻血时，大多数人都认为将头向后仰，鼻孔朝上可以止血。其实，这样的做法往往会适得其反。头向后仰，因为姿势及重力的关系，鼻腔内已经流出的血液会向后流到咽喉部，进入食道及胃肠，从而刺激胃肠黏膜产生不适感。严重的还会呛入气管及肺，给人体带来严重的危害。那么，怎样才能快速地止住鼻血呢?

（1）指压法

【指压法 1】流鼻血的时候，赶紧蹲下来，然后迅速用两只手的拇指和食指分别按压脚踝附近的昆仑穴、太溪穴两个穴位，按压 1 分钟即可见效。

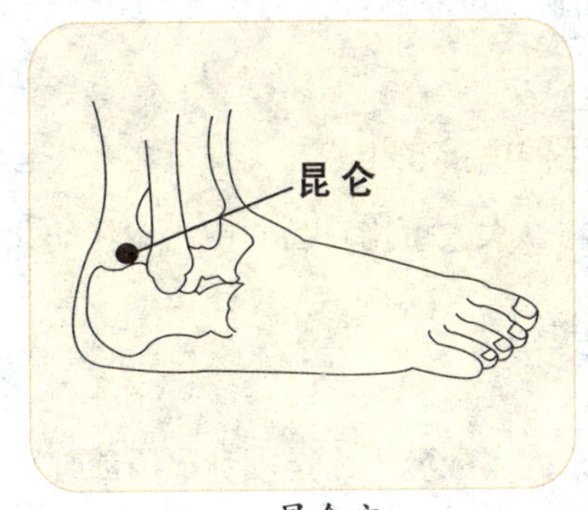

昆仑穴

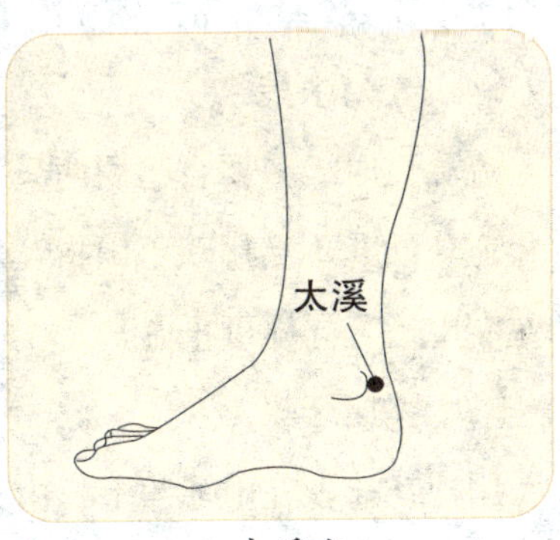

太溪穴

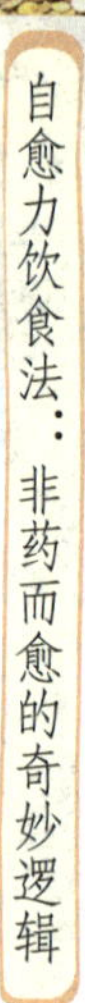

【指压法 2】患者仰头坐在椅子上，用拇指和示指捏紧鼻翼两侧，压迫鼻中间软骨前部，同时张口呼吸，经过 5 ~ 10 分钟即可止血。

【指压法 3】用拇指或示指，在患者头部前发际下中线 1 ~ 2 寸处加压做旋转式按摩，持续 3 ~ 5 分钟，即可止血。

【指压法 4】若左鼻孔出血，可用左手中指按住耳后乳突最鼓处；若右鼻孔出血，则以右手中指按住耳后乳突最鼓处；患者头向后仰，鼻孔朝上，用嘴呼吸，5 ~ 10 秒后便能止血。

（2）冷敷法

血管遇冷收缩会减少流血。可以让鼻出血者尽快平卧床上，家人用冰毛巾冷敷其鼻子、颈部及脸颊。让鼻出血者尽快平卧床上，然后用冷毛巾放在额部和鼻部，每 2 ~ 3 分钟换一次冷毛巾，也可起到止血作用。

（3）堵塞法

先用冷水或麻黄素碱滴鼻药水将纱布卷、脱脂棉或吸水好的纸卷浸湿，轻轻塞进出血的鼻孔，可以有效地起到止血作用。此方法适用于出血较多，渗血面较大或出血部位不明者。

（4）勾勾中指

流鼻血时，只要自己用两只手的中指互相一勾，即可在数十秒内止血。幼儿不会用双手中指互勾，大人可用自己两中指勾住幼儿的左右中指，同样可止血。

（5）按压牙龈

用棉花棒抵在上牙龈上，由于大多数鼻出血是因鼻隔膜前部血管破裂引起的，只要用棉花棒抵住这里就可以有效控制鼻子出血。

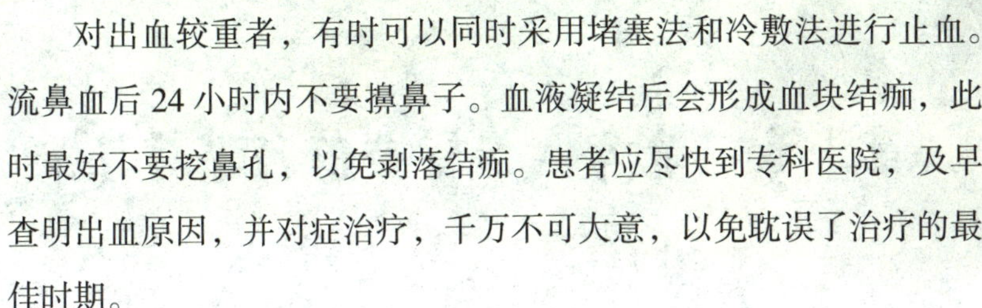

对出血较重者，有时可以同时采用堵塞法和冷敷法进行止血。流鼻血后 24 小时内不要擤鼻子。血液凝结后会形成血块结痂，此时最好不要挖鼻孔，以免剥落结痂。患者应尽快到专科医院，及早查明出血原因，并对症治疗，千万不可大意，以免耽误了治疗的最佳时期。

花椒蒜醋液，快速治愈灰指甲

得了灰指甲，太影响美观了。这里为大家介绍一个小偏方，成本低且简单有效。

【做法】取 100 克大蒜瓣，最好是新鲜的蒜。将蒜瓣除去外皮，捣烂，与 20 克花椒一并放入容器中，加 500 毫升优质食醋，浸泡 3 ~ 4 天待用。用时，先将脚泡于热水中 10 分钟以上，然后将患处放入花椒蒜醋液浸泡 15 分钟。1 天 1 次，2 个月后症状全部消失，新指甲慢慢长出。如果用棉球蘸醋蒜液包裹于患处，效果更佳。

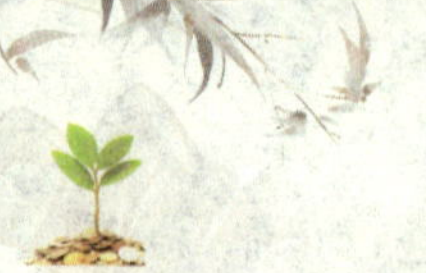

第十章　老年人最受益的自然疗法

老年人尿频很苦恼，几个偏方就能好

老年人大多存在尿频的现象，一晚上去厕所五六次，严重影响睡眠质量。如果你有尿频现象，在排除病症的情况下，不妨试试下面的食疗，效果不错。

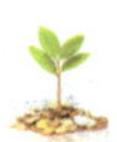

小方子

韭菜粥

【做法】取新鲜韭菜 50 克，洗干净切段。先用粳米 100 克加水煮成粥，粥煮好以后放入韭菜、熟油、精盐、味精同煮至米粥黏稠即可。每日 2 ~ 3 次温热服食，有温补肾阳、固精止遗的功效，可治疗肾阳虚、遗尿和尿频。

莲子粥

【做法】莲子、芡实、枸杞子各 30 克，桂圆 20 克，小米 100 克。将莲子、芡实捣碎、桂圆去壳和小米同入砂锅，加水以文火煮粥。代早餐食用。

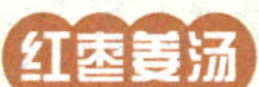

红枣姜汤

【做法】取红枣 30 个洗净，干姜 3 片，加适量水放入锅内，用文火把枣煮烂，加入红糖 15 克一次服完。每日或隔日服 1 次，连服 10 次，治疗尿频效果较好。

核桃粥

【做法】取核桃仁、栗子各 20 克，小米 100 克。将前 2 味捣碎，与小米同放锅内，加水适量煮粥，代早餐服食。或用核桃仁 30 克，炒熟加冰糖 20 克。于晚上睡前服食。

红枣粥

【做法】取红枣 30 个洗净，干姜 3 片，放入锅内加适量水。用文火将红枣煮烂，加入红糖 15 克搅匀。1 次服完，每日 1 次，连服 10 次。

香菇炖红枣

【做法】红枣、冰糖各 10 克，鸡蛋 2 个打碎去壳，置于碗内蒸熟。每日早餐吃 1 次，连续 1 周可消除多尿症状。

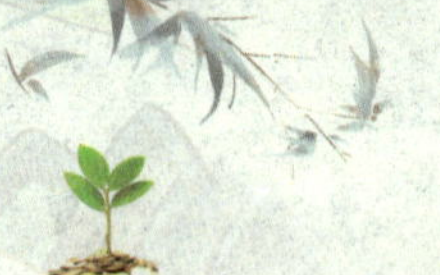

治疗老年尿不畅，煎水泡茶办法好

排尿不畅是老年人上厕所经常遇到的麻烦，导致许多老年人不愿外出，不愿旅游，严重困扰了老年人的生活。下面介绍的这两个方法取材方便，价格便宜，无任何不良作用，患有排尿不畅的老年朋友不妨试试。

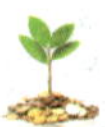

小方子

葵花子盘煎水

葵花子盘是一味良药，民间常用其治疗小便不畅，尤其适用于老年男性患者。葵花子盘性温，可以通淋解毒、利尿消肿，因此可用来治疗因前列腺肥大及前列腺炎等导致的小便困难。

【做法】选用带茎的葵花子盘 50 克洗净，用水煎成 200 毫升，加入竹叶 5 克，每日分 2 次服下，2 周为 1 个疗程。也可选用洗净的葵花子盘加适量绿茶，煎汤代茶饮，常饮即可见效。

红参泡茶

【做法】将 200 克的老红参，剪成片备用。早晨起床后，取一片红参放在杯内，冲入开水，水不烫后即饮。中午和晚上依照此法各饮一杯。长期服用，吃得下、睡得香、尿得快，浑身轻松。

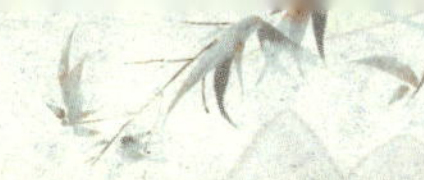

便秘困扰老年人，百合、菊花显神通

便秘者，3～5日难得一便，大便干结，伴有不同程度的口干舌燥。此症是多数老年人常见的症状，严重影响老年人的生活质量。试试食疗法，安全可靠有疗效。

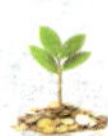

小方子

百合蜜

【做法】取新鲜百合60克，放入锅中，加水300毫升，文火煎30分钟，煮至百合烂熟后倒入30克蜂蜜和匀。每日1剂，分早晚2次服，15日为1个疗程。一般服药第2天开始排便，并无泻药所致腹痛、腹泻等症。

菊花决明茶

【做法】用草决明10克，白菊花5克，用开水泡服代茶饮，每日数次，连续服用1个月，疗效显著，且无不良反应。

红薯叶

【做法】250克红薯叶，煮熟后，加冰糖适量进食，每天1～2次。

核桃仁黑芝麻末

【做法】取核桃仁60克，黑芝麻30克，混合捣烂，每日早、晚各服1匙，温开水送服。

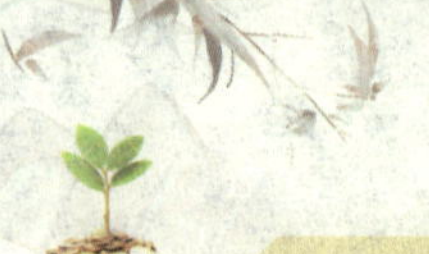

猪心，可防老人心悸心慌

运动量过大、睡眠不足或更年期综合征都会引起老年人心慌、气短、头晕、胸部不适等症。针对老年人心悸心慌，医生建议，食疗法最适合。

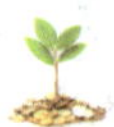

小方子

百合莲子猪心汤

【原料】猪心 100 克，百合 25 克，莲子 20 克。

【做法】将猪心切片，猪心片放入锅中加水适量煮 30 分钟，接着加入百合、莲子肉，再煮 15 分钟；喝汤并食莲子肉和猪心。

枸杞叶炒猪心

【原料】猪心 1 个，枸杞叶 100 克，人参叶 100 克。

【做法】将猪心洗净切丁，枸杞叶与人参叶洗净切碎用花生油按常法炒熟佐餐。

【功效】适用于气血两虚型患者。

莲心汤

【原料】莲子心 30 枚，酸枣 50 克，炙甘草 20 克。

【做法】将莲子心洗净，酸枣洗净去核，与炙甘草一同水煎。每晚睡前服，连服 10 天。

【功效】适用于肝火上延，心肾不交型患者。

龙眼红枣粥

【原料】糯米、龙眼肉各 50 克，红枣 10 枚。

【做法】将糯米、龙眼肉、红枣一同放入锅中加水共煨粥。日服 2 次，连服 10 天。

【功效】适用于心神不交型患者。

萝卜、柿饼和银耳，常吃防治老慢支

老慢支是老年慢性支气管炎的简称。老慢支患者需要常年进行治疗，而且病情有逐年加重的趋势，容易导致肺气肿、肺心病等许多重大疾病，严重的还会引发呼吸困难或心力衰竭。治老慢支的中成药难免失效。因此，患有老慢支的老年朋友不妨试试食疗法。

【方法一】取大白萝卜 1 个，将其洗净，捣烂取汁，加入适量蜂蜜调均。再将大雪梨 1 个连皮切碎，加适量水和冰糖炖煮后，取一小碗混着萝卜蜂蜜汁一起服下。每日 3 次，空腹服用，具有清热止咳、润喉生津的效果。

【方法二】取柿饼 3 个，冰糖适量，一同放入锅中，隔水蒸至柿饼绵软后食用。有润肺、消痰、止血的作用。可辅助治疗慢性支气管炎、高血压、痔疮出血等。

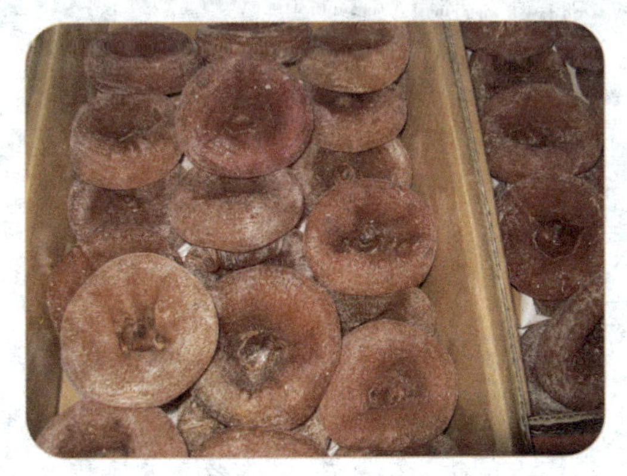

柿饼

【方法三】把 50 克

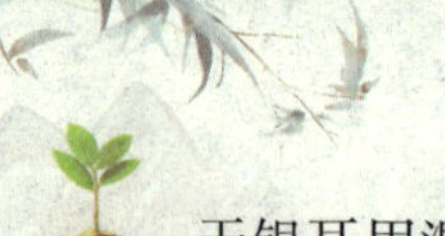

干银耳用温水浸20分钟，去泥沙、杂质与蒂，熬至烂熟，取鸡蛋调散，冲入银耳汤内，加糖即可服用。早、晚各1次。滋阴润肺，化痰止咳。适用于老年体弱，有干咳无痰患者。

【方法四】生白茄子60克，洗净加水煎煮，煮至茄子熟，去渣留汁加蜂蜜适量，每日2次分服，可治年久咳嗽。

预防老年痴呆，松子是良品

老年本该快乐地享受生活，可是如果患上老年痴呆症，过日子就成了一种折磨。其实，老年痴呆症通过食疗是可以预防的。常食松子，就可有效预防老年痴呆症。

《本草纲目》《本草经疏》等书都曾提到松子的药用价值。经现代研究发现，如果特别摄取对大脑健康有益的营养成分，患老年痴呆症的概率就会比正常人低40%。松子性温、味甘、归肝、肺、大肠经，具有滋阴养液、补益气血、扶正补虚、润燥滑肠的功效，是老年痴呆患者食疗的首选良品。

【方法】松子仁、柏子仁、酸枣仁各10克，红枣3枚，洗净，与粳米50克共煮粥，每日1次。

另外，还可多吃些花生、莲子、葡萄、桑椹、桂圆、山楂、鱼肉及核桃，对预防老年痴呆也是很有好处的。

“擦”掉老年斑

高龄老人一般脸上身上都或多或少有几块“老年斑”，人们又称其为“寿斑”，但经现代医学研究结果表明，所谓的“寿斑”并非长寿的标志，而是“早老”的迹象。用下面的方法，面对老年斑，你将不再无计可施。

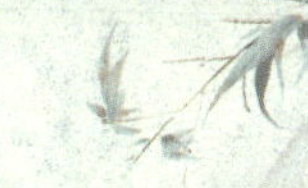

（1）用姜片擦老年斑

【方法】取新鲜生姜1块，放入微波炉加热1分钟，取出用刀切出断面。取生姜断面在老年斑部位反复擦拭，擦至老年斑部位感觉微温为佳，每天2～3次。除了外用，还可以配合内服生姜水，取新鲜生姜洗净切成丝，放入杯中，以沸水冲泡10分钟，再加入适量蜂蜜搅匀，每天饮用一杯不间断，去除老年斑效果更佳。

所用生姜加热温度不宜太高，以避免烫伤皮肤。特别要注意的是，此法只可用于由虚证所引起的颜色偏暗的老年斑，不适宜颜色偏红的老年斑。

（2）用蒜片擦老年斑

【做法】取新鲜大蒜切成薄片，贴在老年斑处，反复摩擦，直到皮肤充血发红为止，每天3～5次。

（3）山楂蛋清敷脸

【做法】先用温水把脸洗干净，擦干；取新鲜生山楂洗净，去核捣碎备用；用时，每次取10克左右，加入适量鸡蛋清调成糊状，在面部敷上薄薄一层，1小时后洗净，敷的同时可轻轻按摩面部，每天早晚各敷1次，1个月为1个疗程。

山楂中所含的有效成分能扩张血管，清除局部淤滞；蛋清中富含多种氨基酸，有助于消除皮肤色素斑，可美容驻颜。用山楂与蛋清敷面，可在调畅面部气血的同时润肤消斑，故用此法对付老年斑有较好疗效。

（4）茯苓蛋清敷脸

【做法】取茯苓适量，研成细末，取一个鸡蛋，敲开一个小口，倒出适量蛋清和茯苓调匀，取适量涂老年斑部位，每晚睡前涂抹，次日晨起用温水洗去即可。

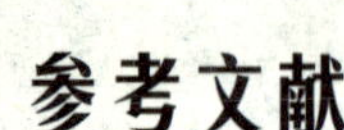

参考文献

1. 程琳，黄禹峰，段俊国 . 从五行相胜谈“以情胜情”[J]. 辽宁中医药大学学报，2021，13(01):87~89.

2. 倪胜楼，刘艳骄 . 梦记住好，还是忘了好？[J]. 中医健康养生，2017，(04):24.

3. 向佳 . 张其成：五音疗疾与中医文化 [J]. 中医健康养生，2020，2(08):9~10.

4. 朱凌凌，袁开惠 . 身心合一：中医独有的情志学说 [J]. 中医健康养生，2021，7(09):75~77.

5. 王米渠，王洪展，谭从娥 . 心病还须心药医 [J]. 家庭中医药，2008，15(12):45.

6. 吴长汶，陈淑娇，杨小婷，等 . 五行人的形态特征与体质分类的临床意义 [J]. 中华中医药杂志，2016，31(07):25~27.